要小心！你的坏姿势

神奇3A姿势疗法

U0344543

刘海生　｜编
齐桂兰　｜著

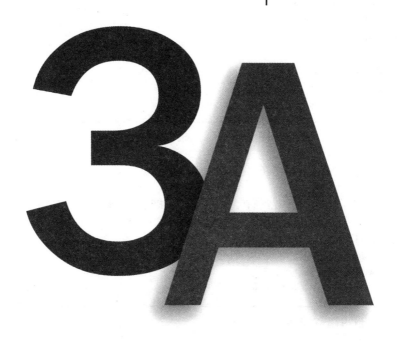

吉林科学技术出版社

图书在版编目（ＣＩＰ）数据

要小心！你的坏姿势 / 刘海生，齐桂兰编著. -- 长
春：吉林科学技术出版社，2014.5
ISBN 978-7-5384-4819-1

Ⅰ．①要… Ⅱ．①刘… ②齐… Ⅲ．①保健－基本知
识 Ⅳ．①R161

中国版本图书馆CIP数据核字(2014)第089556号

要小心！你的坏姿势

编　　著	刘海生　齐桂兰
出 版 人	李　梁
选题策划	李　征
责任编辑	刘宏伟　郑　博
特约编辑	刘建民
封面设计	咖啡豆
制　　版	雅硕图文工作室
开　　本	710mm×1000mm　1/16
字　　数	280千字
印　　张	16.5
印　　数	1—10 000册
版　　次	2014年9月第1版
印　　次	2014年9月第1次印刷

出　　版	吉林科学技术出版社
发　　行	吉林科学技术出版社
地　　址	长春市人民大街4646号
邮　　编	130021
发行部电话/传真	0431-85677817　85635177　85651759
	85651628　85600611　85670016
储运部电话	0431-86059116
编辑部电话	0431-85642539
网　　址	www.jlstp.net
印　　刷	长春新华印刷集团有限公司

书　　号	ISBN 978-7-5384-4819-1
定　　价	32.00元

序1　好姿势 = 好身体

随着文明的发展与社会的进步，人类的疾病谱已经发生了明显的变化。现在，各种慢性病已进入高发的阶段。临床医学也已经从疾病的治疗，过渡到以疾病预防与保健为主。

慢性疼痛这种严重影响人的生活质量，使病人情绪低落、烦躁的病症，已经被列入慢性病的范畴，并越来越受到重视。刘海生主任医师撰写的这本书，系统地提出了姿势与健康，尤其是与慢性疼痛的关系，清晰地阐述了姿势矫正的理论及其在慢性疼痛保健和治疗中的应用、常见姿势异常的运动康复技术、各种职业的姿势保健方法和坐立行走的正确方式。

在西方发达国家，人们对于姿势健康普遍重视。在美国，上世纪初就已有系统的关于姿势的专著，并要求全体小学生在体育课程中，评估姿势是否平衡并进行矫正。在英国，1897年就出版了姿势对于孕妇影响的专著，介绍姿势矫正的方法。然而，国内关于姿势与健康的书籍却很少。

本书将唤起人们对于姿势健康的关注，电脑族、白领人士、以固定姿势长期工作的人们更会受益颇丰。各种颈椎病、腰椎间盘突出等慢性疼痛的患者也可以选择这种运动康复医学技术进行保健与治疗。

请大家关注姿势，关注健康。好姿势将带来好身体。

左焕琮
神经外科教授、博士生导师
清华大学医学院副院长
清华大学第二附属医院院长

序2　倾听身体的声音，回复健康的状态

当你翻开这本书的时候，全世界至少有550万人和你正面临着同样的烦恼——经受着各种疼痛的折磨。

作为现代一族的你，或许会有这样的体会：一次说走就走的旅程，因为脚痛发作不能尽兴而归；在绿茵茵的球场上，好友挥杆击球，自己却因胳膊疼而不得不作"壁上观"；劳累一天，躺在床上却因腰痛难忍而迟迟无法入睡……在本书中，你将找到解决这些问题的答案：好多"顽疾"其实都是不正确的"姿势"惹的祸。改变姿势，你就找到了重塑健康的一把钥匙。

在第一次读到刘海生教授这本书时，我也颇感疑惑：是姿势影响健康还是健康导致不良姿势？这似乎是个二维悖论的命题。很多医学书籍都会用各种各样的理论解释疾病的来源，但是我可以肯定地告诉你：出现频率最高的理论一定是"病因尚不明确"。这既是现代医学发展的特点——一门非常年轻的学科，又是人们对人体本身认识的有限。人，地球的主宰，可以遨游宇宙，可以深潜海底，但却无法解决自身的问题。可谓悲哀！

事实上，本书所述及的这些疾病，它们的历史并不长，很多都是伴随着工业化社会而出现的"现代病"。如果你研读历史，则不难了解，从直立行走开始，人类的生活即与运动息息相关。坐、立、行、卧，有静有动，但都是不同状态下的姿态，不同的是主动姿态和被动姿态。健康和不健康的人，从体态上就能作出判断。健康的人，无论老人还是孩童，总是透着朝气和生机，两肩平衡，腰杆挺拔，双腿笔直；不健康的人，勿言小疾或重病，大多面色不佳，含胸驼背，掩饰痛楚。

我们的姿态的形成，或受父母亲朋的影响，或因环境（如生活和工作）所致。每个人都有一个自己最惬意的姿态，但这并不意味着是一个健康的姿态。更令人心痛的是你所享受的某种姿势恰恰是病之因。我相信你一定会在这本书中看到熟悉的影子，并感慨刘教授所精选的那些病案是多么经典。刘教授告诉笔者，作为一名神经外科医生，他最不愿看到的就是被"顽疾"所

折磨的病友。3A姿势治疗，是他将数十年的临床经验，结合解剖学、骨科学、神经外科学理论梳理和创新，并融合国际上最新的治疗方法，开创的一个简单、易行、价廉的保健方法。

身体发肤，受之父母。从健康、亚健康到不健康，期间有一个漫长的过程。但最重要的是你的选择：是否愿意倾听自己身体的声音，让自己回到最初的、最自然、最健康的状态中。

重塑健康，从改变姿势开始！

张 凌

《医师报》副总编

卓信图书公司副总编

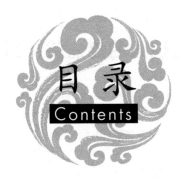

目 录
Contents

第一章 姿势决定健康，还是健康决定姿势

大家都很关心自己和家人的体重、腰围、血压、血糖、血脂甚至心电图……是不是正常。因为影响人类健康和寿命的前几位原因，正是与这些指标相关的冠心病、卒中、糖尿病等等。患了感冒、头晕、失眠或者便秘，人们会想到看医生、或者吃点什么去矫治一下。因为大家都关心健康。这些指标与健康密切相关而受到重视也理所当然。

但对于姿势，我们几乎都有一种感觉，就是看到一个人，无论年龄、性别、身高如何，只要他或者她昂首挺胸、身体端正，我们大脑中的反应就是这个人是健康的；如果看到一个人走路时头向前倾、含胸驼背、两腿拖拉，或者两肩一高一低、身体歪向一侧，我们的第一反应就是不舒服，心中想着的一个词就是"不健康"。

在本章中，我将为大家揭开姿势与健康的神秘关系。

第二章　远离恼人的疼痛就从纠正姿势开始

人的身体结构非常神奇。仅就骨骼而言，206块骨头，组成了78个关节。可以说每个关节都很重要，但在生活中很多人受到关节痛的困扰。脖子转不动不好受吧？髋关节出了问题你还能健步如飞吗？没有腕关节、肘关节，你怎么写字、拿东西？又有多少人因为腰椎关节不得不卧床呢？

小关节容易出大问题。本章将为您揭开各种关节痛和姿势的亲密关系。让你了解什么是正确的姿势，如何远离关节痛，怎样与自己的身体和谐相处。

第三章　很多慢性病可以通过3A姿势疗法治疗

如果你是"白骨精"——白领、骨干、精英，那你一定要看这一章。因为你很可能正被本章提到的问题所困扰：鼠标手、高尔夫肘、网球手等等。

如果你已过了50岁，那你也一定要看这一章。因为你可能正为这些问题四处求医：颈椎病、肩周炎、腰椎间盘突出等等。

不管你是谁，在读此章前，请先问自己一个问题：我离慢性病有多远？

本章所述的疾病都属于慢性病范畴。更为重要的是，这些疾病号称"不死的癌症"，治愈无望，患病之人生活质量低下，痛不可言。

但其实，这些所谓的"顽疾"是可以达到临床治愈的。如果你坚持本章用介绍的方法进行训练，你或许很快就解决了问题。

第四章　常见姿势异常的3A姿势矫正

我们的身体十分灵活，可以摆出"千姿百态"的花样来。然而身体却不能适应长期违反其最初的设计姿势的长期挑战。各种不健康的姿势日复一日地让人体这部精密的"机器"处于非正常工作状态，肌肉、韧带、血管、神经甚至关节就会被过度磨损，由此带来的疼痛便是警告：身体被"非正常"使用了！

姿势不正就是我们在损害着自己身体的证据。3A评估结果中不断出现的头部前伸、骨盆前倾和腰椎前凸、圆肩、驼背、骨盆后倾和平背、伊氏姿势异常等等，正是对最常见姿势不正的描述。这些姿势对人体的长期损害可以导致十分严重的后果。

第五章　特殊人群的3A姿势保健

　　每一个特殊人群都有着十分明显的特征。不幸的是，许多姿势不正及其引起的疼痛也与特殊人群关系密切。现代化办公方式给人们带来的方便，也让终日与电脑为伍的白领人群因工作而罹患颈、肩、腰部疾病。年轻妈妈因为缺乏运动和照顾孩子而出现腰痛或骨盆前倾。体力劳动者、教师、医生甚至中小学生也备受因姿势异常导致的疼痛折磨。

　　虽然在有些人看来，这种以人群为特征的高发病痛应属自然且难以避免，但从3A姿势疗法的角度，病痛的发生并不是与生俱来，一切皆源于对姿势健康的忽视。

第六章　日常生活中的各种正确姿势

　　现在，我们对姿势与健康息息相关这件事已经深信不疑。那么，与我们关系最密切的姿势是哪些呢？古人对姿势的描述有"站如松，坐如钟，卧如弓，行如风"。可是，在前几章里，我们更多关心的是身体局部的姿势，虽然我们也曾"头痛医背，手痛医腿"，却没有专门说过坐、卧、行走这几个最基本也是最整体化的姿势。

　　是的，坐卧行走，是每个人必须掌握的本领，但这几个姿势和健康的关系太密切了。你最后会发现，有些人连呼吸都存在着问题，有些人睡了一夜比不睡还累，有的人总是抱怨经常崴脚……

◆ 编后语

第一章

姿势决定健康，还是健康决定姿势

大家都很关心自己和家人的体重、腰围、血压、血糖、血脂，甚至心电图……是不是正常。因为影响人类健康和寿命的前几位原因，正是与这些指标相关的冠心病、脑卒中，糖尿病等等。患了感冒、头晕、失眠或者便秘，人们会想到看医生、或者吃点什么去矫治一下。因为大家都关心健康。这些指标与健康密切相关而受到重视也理所当然。

但是，有多少人关心过自己和家人的"姿势"健康？

很少。

对于姿势，我们几乎都有一种感觉，就是看到一个人，无论年龄、性别、身高如何，只要他或者她昂首挺胸、身体端正，我们大脑中的反应就是这个人是健康的；如果看到一个人走路时头向前倾、含胸驼背、两腿拖拉，或者两肩一高一低、身体歪向一侧，我们的第一反应就是不舒服，心中想着的一个词就是"不健康"。

在本章中，我将为大家揭开姿势与健康的神秘关系。

第一节 最讨厌的却最有效——从广播体操和太极拳谈人体运动

没有人能拥有完美的身体，但我们却可以塑造健康的体魄。

身体的每一个细微的动作，都可以看作是全身各部位完美配合的过程，涉及到大脑与脊髓的运动启动系统；肌肉、骨骼、关节的运动执行系统；神经系统的反馈与控制系统。同样，我们可以通过精心设计的一套动作调动已经僵化的上述系统。

可能我们大家都有这样的感受，在学生时期，最讨厌的就是每天一次的广播体操。大家要在上午的一个时间到操场上去，站好队，按照音乐旋律做出一个个动作。大部分学生都是维持在一个老师不容易看出来而自己尽量不使劲儿的状态下完成动作。上大学的时候，体育课中的一个重要内容就是24式太极拳。很多人都有逃课间操和在考试前集中练习太极拳的经历。他们这样做，就是为了通过考试。

每一个医生都知道，如同教科书对每个病的发生机理都用一句"尚未明确"作为总结一样，人类对自身的探究也是"尚未明确"。毫不夸张地讲，人体是一部十分复杂、精密而且设计得天衣无缝的机器，对人体的探究还处于初级阶段。

以一个简单的动作为例：身体坐直，双手向前平伸，保持手臂伸直的姿势（图1-1-1）。完成这个动作需要以下过程：

运动系统启动：大脑发出运动指令，这种指令信息传送到脊髓，通过周围神经，送达肩部和手臂的肌肉。

运动执行系统执行：有两组主要的肌肉在运动中工作。一组肌肉称为主动肌，就是使手臂抬起和伸直的肌肉；另一组肌肉称为拮抗肌，保证主动肌收缩使手臂抬起到合适位置。

神经系统的反馈与控制系统：运动进行和停止后，关节与肌肉周围的感受装置，能够识别身体所在的空间位置，并且根据这种位置信息，调整手臂位置使其保持水平，这是运动的反馈与控制系统。

从宏观的角度看，上述动作由3个系统协作完成。但从微观的角度看，除了肌肉外还有血管（循环系统）参与了人体运动。手臂运动更离不开骨骼。

骨骼是肌肉附着的地方，肌肉收缩的直接作用是让骨头移动位置。血管（循环系统）通过把营养带到骨骼、肌肉和神经间接地参与运动。

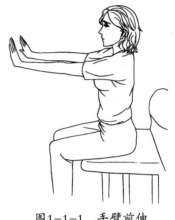

图1-1-1　手臂前伸

既然这样一个简单的动作就需要调动如此复杂的一套系统来完成，那么，我们也可以用一些相应的动作来调动这套复杂的系统，让它不僵化、缓解它的疲劳，或者是对系统中的某个单元进行特殊的锻炼。

同样的道理，我们经常看到一些健身书上写着，用什么动作就可以锻炼什么肌肉，我们也能看到一身肌肉块的影星、模特等等。他们就是借助一些器械，采取一些动作，通过长时间地调动上述系统达到锻炼某块或某群肌肉的目的。

再回头说说我们的广播体操。从1954年我国推行第一套广播体操开始，一直到1997年，我国一共发布了8套广播体操。不管如何变化，广播体操的动作都具有协调身体、扭转自然、快慢适当、均匀连贯等特点。虽然做一套广播体操只要4～5分钟的时间，但是千万不要小瞧了这短短的几分钟。当一个人连续用脑工作、学习几个小时之后，大脑的血流就会明显地增加，体内其他系统的供血量将会相对减少，这时，人体会有疲劳的感觉。这种状况长期持续发生，就会对身体造成不好的影响。这个时候做一做广播操，身体的各个系统、各个器官就得到了一次良性调节。广播体操由伸展、扩胸、踢腿、侧体、跳跃等不同的动作组成。这些动作的组合，可以科学地调整身体功能，让身体不同部位的器官得到不同程度的运动，使疲劳的脑细胞得到休息，紧张的肌肉得到改善和调整，从而使人们以更加饱满的精神投入到学习和工作中去。在大学体育教育中推广的太极拳更是中国几千年健身运动的精华，其对人体的调节作用比广播体操更强大。

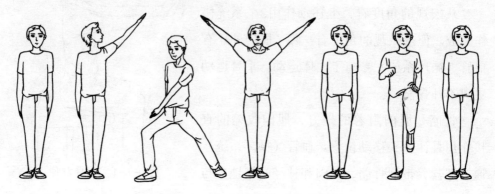

图1-1-2　广播体操（节选）

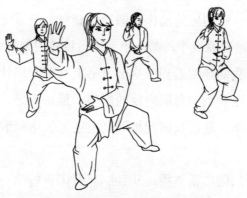

图1-1-3　太极拳

说到这里，你就明白教育主管部门为什么把这么让人"讨厌"的广播体操和太极拳列进日常的教学了吧。学生们在长时间坐着学习的过程中，不可避免地发生了大脑以外各系统的僵化和疲劳，广播体操和太极拳是以强制的形式，以一系列精心设计的动作来调动每个学生的运动启动系统、运动执行系统、神经系统的反馈与控制系统及血管（循环系统）、骨骼的过程。

上大学的时候，一位体育老师给我留下了深刻的印象。在教我的时候，他已经快退休了。当时，我只知道他打一手非常好的太极拳。虽然我对太极拳不感兴趣，但是每次体育课上他给我们示范太极拳动作时，我都会目不转睛地看。看他打太极实在是一种享受：一招一式，一开一合，可谓形神合一。二十多年后，母校80年校庆的时候，我见到他，七十多岁的老人精神矍铄，容貌也不见老，一举一动不逊当年。当我问他因何保养得如此好时，他笑着对我说，他一直坚持每天早晚各打一遍太极拳，并未做任何其他保养。我瞬时惊呆！

　　尽管我们对人体的机制还不明确，尽管对于运动完成的过程还存在很多探讨，但无数的例子已经证明运动对人体是多么的重要。

第二节　不动也是动和治标不治本

姿势是一种特殊的运动状态，我们既可以通过一个人的姿势来诊断疾病，也可以通过调整姿势使机体恢复健康。

"生命在于运动"，健身的人、经常运动的人都非常推崇这句话。不过最近也有人提出一个观点，就是"生命在于静止"。一些从来不运动的人同样长寿，仿佛是对前面那句话的有力反驳。在我看来，这两句话都对。所谓的"静止"其实说的是运动的另一种状态。完全不动的人是活不了的，因为一个人不管怎么"静止"，他的心脏、大脑、神经等等都不会静止。

在这儿，我就要把姿势拿出来说说了。姿势有很多种，站姿、睡姿、半卧、跷二郎腿等等。人在保持一个姿势的时候，能说他的身体就不运动了吗？应该不能。前文已经说过，哪怕任何一个最简单的动作都包含一系列系统的联动。

姿势是一种特殊的运动状态

人体要保持一个姿势，神经系统的反馈与控制系统就在运作。首先，运动进行和停止后，关节与肌肉周围的感受装置，能够识别身体所在的空间位置，并且根据这种位置信息，调整运动开始与终止的位置。其次，运动执行系统还在执行：两组主要的肌肉还在工作，主动肌和拮抗肌共同保持着人体的姿势。只是这时的大脑不再时刻发出运动的指令，或是忙于其他事务，或是休息。

通过前面的分析，你会发现姿势不过是一种特殊的运动状态，这个运动状态同我们常说的"运动"的不同之处在于大脑不再关注当前运动的本身。

所以，我可以简单地把人体的运动归结为两种：姿势和运动。也可以说，人时刻处在从一个姿势向另一个姿势转变的过程中，这个转变的过程就是运动。

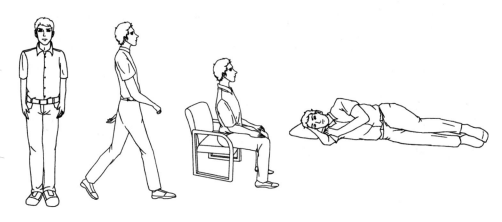

图1-2-1 立、行、坐、卧都是运动

可以想象一下：清晨，我们从原本卧床的姿势通过起床运动转变为站立姿势，站立姿势再转变为行走。到达办公室后，通过坐下的动作，我们从站立姿势转变为坐姿。晚上下班时，坐姿通过站立动作转变为站立姿势，再通过行走运动等等，最终在入睡时转变为卧姿。

可以说，姿势这种运动状态远远超过了人们日常所理解的"运动"，占据了我们大部分的时间。我们说过广播操、太极拳等等这些运动对身体是非常有好处的，那么姿势对我们身体的影响有什么呢？

被动姿势和主动姿势

说到姿势，我就要说一下在医学诊断学中的两组术语：医生常用"被动体位"、"主动体位"来描述病人的情况，其实也可以说是两种主要的姿势——被动体位也就是强迫姿势，主动体位也就是主动姿势。

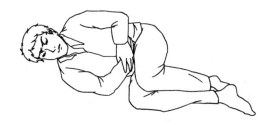

图1-2-2 被动姿势（被动体位）

被动体位（强迫姿势）用于描述人们在疾病状态下的姿势变化：病人为了减轻痛苦，被迫采用某种姿势。例如，急性阑尾炎病人为了减轻腹部疼痛，会屈曲双膝、弯腰驼背；腰椎间盘突出病人，喜欢躺在硬板床上，腿部屈曲。这些都是强迫的体位。被动体位（强迫姿势）代表了某种疾病的特征。看到病人的被动体位（强迫姿势），有经验的医生就能够大致诊断出疾病种类并判断病情的严重程度。

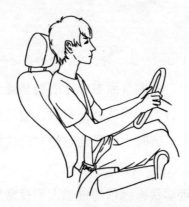

图1-2-3　主动体位（主动姿势）

主动体位（主动姿势）是指人们可以自由选择一种体位姿势：现代化的生活、工作与学习方式，人们虽然可以自由选择体位姿势，但在很多情况下，人们需要长时间、经常的处于同样的一种主动姿势。如开车时司机要双手紧握方向盘、头部前伸、长时间坐着，身体处于紧张、固定的姿势。这种姿势让颈、肩部肌肉及脊柱两侧肌肉长期处于功能失衡状态，肌肉易疲劳。如果长期如此，就将形成肌肉劳损，久之还会有颈椎病和腰椎间盘突出。这就是为什么司机患颈椎病、腰椎间盘突出比其他人更多。

被动体位（强迫姿势）的出现表明人体处于疾病状态，那么不正确的主动体位（主动姿势）能不能导致疾病进而出现被动体位呢？回答是肯定的。在主动姿势导致疾病的过程中，有两个主要的发病原因。一是重复性的应力，也就是身体的某一个部位长期受到同样一种力量的作用；二是累积性损伤，是指这种重复性应力长期作用于同一位置引起的损伤。

前几天我买了一双新鞋，穿上后，鞋帮后面上缘处有一点磨脚。每次走路时，这双新鞋都会摩擦脚的相同部位。这种摩擦不是很严重，对于皮肤只有一点点的损伤，所以最初一两天我的脚只是皮肤红了。再穿几天，脚上的伤就更严重并且起了水泡。大家是不是都有过类似的经历？

每次都摩擦脚后部的同一位置，这就是重复性应力。这种摩擦导致的损伤一点点累积起来，我的脚就不仅是发红那么微不足道，而是起了水泡！这就是累积性损伤。

我的脚后部出现了摩擦（感到疼痛）、水泡（病理性改变），导致我走路的时候不得不稍稍踮起脚、坐着的时候不时把脚往后缩，这就是一种被动体位。如果这种情况长期不改变，我的走路姿势和坐姿都会改变。

颈椎病、腰椎间盘突出的发生，与我们长期姿势不正引起的重复性应力与累积性损伤有关。在这些疾病发生的过程中，很多人都有头部前伸、骨盆前倾的情况。这种姿势不正使颈肩部及脊柱肌肉功能失衡。我们在电脑前一坐就是几小时，每天坐在方向盘后面的时间也不少。这时候，我们的身体虽然不太平衡，但因为坐着、不会倒下，我们就习以为常了。但是，我们的身体还是会自发地启动回复平衡的动作，我们局部的肌肉总是试图"拉回"偏离的姿势。拉不动？那就一直拉着。这就是重复性应力。

在我们保持着身体的偏倚姿势的过程中，除了相应的肌肉持续紧张之外，局部的小关节、肌腱、韧带也在不断地承受着看似微不足道的小损伤。小损伤不断重复着（累积性损伤），时间一长可就发病了。

临床上医生检查到的椎间盘突出，只是这些病理改变的结果。

医学发展到今天，越来越多的高新技术和新型药物被应用于临床，颈椎病和腰椎间盘突出的病人却仍然不能彻底摆脱病痛的折磨。其根本原因是医生只看到了病理改变的结果，并针对这个结果确定治疗方案，但是对于这个结果产生的根源——重复性应力、累积性损伤——不良的主动姿势却没有丝毫察觉。这样的话，再多的治疗、再先进的治疗手段又有什么意义呢？

第三节 千姿百态的姿势是健康的杀手

当"千姿百态"出现在景观或者其他艺术品中时，我们得到的是视觉享受。但当人们的身体呈现出"千姿百态"的不正确姿势时，健康已经在被一点点地蚕食。

在生活中，每个人的坐姿、走路姿势各有不同。很多人坐着时喜欢双腿交叉、跷二郎腿，或者将厚厚的钱包放在牛仔裤后面的口袋里；走路时左右摇晃、双脚外八字；坐在电脑前或低头看手机时身体前倾、头向前探。

人体是一个平衡的生物结构，一旦姿势异常，人体重力的分布不再均匀，身体一侧的肌肉、韧带、骨骼、关节与脊柱因受力不均而承受了过多的重量。久而久之，这些结构将出现劳损。因此说，"千姿百态"是健康的杀手、疾病的根源。

姿势不正对青少年危害严重

我们先对照一下图1-3-1这两张图。相信大家对第一张图的情况并不陌生。据教育部门和地方政府对青少年的姿势调查结果，青少年最常见的姿势异常是驼背和探颈，探颈又是驼背的原因。

一次，朋友给我带来一位小病人，是一个三年级的小学生。从8岁开始，这位小病人就深受头痛的困扰，而且越是学习任务重疼痛就越重，头痛严重的时候不能上学，必须在家休息几天才能好转。父母带她看过很多医生，医生们的诊断是紧张性头痛或者血管神经性头痛，但很多治疗方法用在小病人身上都没有效果。头痛的同时，她还总说后背部不舒服，有时也说自己脖子疼。

像这种情况，如果只是单纯地"头痛医头"，

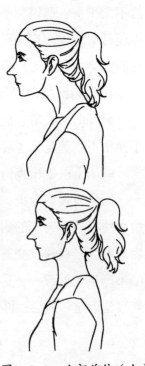

图1-3-1 头部前伸（上）
与正常头部姿势（下）

那再高明的医术肯定也解决不了她的问题！病人的头痛来自于肩和后背，医生只针对"头"治疗能管用么？想象一下，楼上的暖气漏水了，你站在自家门口扫水，能扫得干净吗？到楼下去，把整个单元的暖气管道阀门关上，然后再处理楼上的漏水就容易多了。

对这个小病人的3A姿势诊断发现主要问题在于头部前伸，头部向前大约4厘米。这种程度的前伸，小病人的脖子承受了20千克以上的重量，致使头颈部肌肉长期处于痉挛收缩状态。对于一个11岁的孩子，头、背、颈部出现各种不舒服就可想而知了。

第一次3A疗法练习以后，孩子的头部前伸就从4厘米变成了1厘米，效果非常显著。几次练习以后，颈背部不适感消失，头痛发作间隔明显延长。半年后，她几乎没有了头痛。

在青少年中，姿势不良的比例还是比较高的。有人认为青少年身体灵活，姿势很容易纠正，也不必太重视。也有人看到周边的同学、好友都有探头、驼背等习惯，也没见他们有什么不舒服，也"入乡随俗"了。

姿势不正引发的危害是长期、逐渐的过程。这一点不得不引起我们的重视：

1. 影响骨骼、关节与脊柱功能

儿童姿势异常通常是一种肌肉、韧带的功能性失衡，还没有造成骨头的病变。肌肉、韧带功能失衡将引起骨骼、脊柱、关节的位置异常，形成脊柱侧弯等。肌肉、韧带水肿，出现无菌性炎症导致落枕、肩部疼痛、腰部及胯部疼痛、膝盖及小腿疼痛、容易崴脚。姿势异常使人体的稳定性差，导致孩子平衡能力差，运动中容易受伤。

2. 影响心理发育

姿势异常时身体的肌肉、骨骼系统需要额外消耗更多的能量用于维持人体直立，能量消耗大，加之姿势不正导致肺活量下降、脑血流减少，影响大脑营养供应，孩子会出现注意力不集中、易疲倦等。

3. 影响学习

姿势异常影响了大脑血液和营养供应，身体供氧减少，将引起孩子记忆力下降、注意力不集中、学习成绩差。

4. 影响孩子一生

因为形体姿势的原因，孩子的社交活动与学习、生活受到影响，容易发生心理疾病、抑郁与不自信。

姿势不正对成年人的危害

成年人不存在生长发育的问题，但习惯更难以改变，身体柔韧性也不能与青少年比。姿势不正对成年人的危害也就更大。

1. 影响肌肉、骨骼、关节与脊柱功能

在成人早期的姿势异常是一种功能性障碍，通过矫正能够恢复健康。但长期姿势异常，将引起骨骼的改变，最主要的标志就是骨刺形成。中老年人在拍X线片时，医生会告诉我们说颈椎、腰椎、膝关节、跟骨等部位形成了骨刺。骨刺的形成就是因为长期姿势不正，引起了骨骼某些部位承受了不均衡的重量，长期刺激局部组织增生、钙化所致。骨刺代表了姿势不正的情况下骨骼局部承受压力过大的位置。骨刺本身不会引起疼痛，而其周围的肌肉、韧带损伤才能引起疼痛。

成人姿势异常导致反复落枕、颈椎病、肩部疼痛、肩周炎、腰部及胯部疼痛、腰肌劳损、腰椎间盘突出、脊柱侧弯、膝盖及小腿疼痛、容易崴脚、平衡能力差，运动中容易受伤。

2. 神经、肌腱短缩

人体的神经都从脊柱的椎间孔发出，穿过很多肌肉到达四肢。在正常情况下，身体双侧对称，两侧神经、血管处于平衡状态。一旦姿势异常，比如头部向左侧偏曲，右侧颈部肌肉将被拉伸，神经相应地被拉长，容易受到压迫，很容易导致手部麻木、酸胀，这就是"鼠标手"、"网球肘"、肘部疼痛、手部麻木形成的根本原因。

3. 影响内脏功能

在平衡姿势下，人体内的脏器，如心脏、肺脏、胃肠、子宫、卵巢等处于最佳位置。一旦姿势异常，这些脏器将受到挤压，功能必然受到影响，导致了消化不良、胸闷、便秘、腹胀，妇女还会出现痛经、子宫肌瘤、卵巢囊肿等妇科病。

　　所以，我并不是在危言耸听。姿势就如每天的饮食、营养、运动一样是身体健康的基础，只有良好的姿势才能保证人体功能处于最佳状态。反之，不良姿势给人体带来的危害可以说是层出不穷。

第四节　好姿势等于好身体

不良姿势是疾病的反映，正确的姿势代表机体处于健康状态。

我们知道了不正确的姿势（被动体位）是某些疾病发生的原因，或者长期不正确的姿势（不正确的主动体位）持续下去会导致疾病发生。那么有人会问，正确的姿势为什么就能代表健康或者带来健康呢？

答案很简单，在正确的姿势下，人体才能有良好的平衡与协调功能，身体能量消耗最小，五脏六腑保持最佳的功能。

首先，平衡与协调能力是人体运动的基础和前提。一个醉汉，踉踉跄跄，手都拿不稳东西。这是酒精影响了大脑的平衡与协调功能。平衡功能与人体颅骨内的前庭系统有关。前庭系统内有3个半规管，半规管以相互垂直的方向排列，就像人体的三维水平仪一样，监测着人体空间位置（图1-4-1）。在平衡的姿势下，头部位于颈椎正上方，3个半规管显示人体处于正常位置。头部前伸是一种非常常见的姿势不正，如果一个人的头部长期前伸，头部不再位于颈椎正上方，而是在其前方，半规管的位置就会出现异常，人体平衡能力将受到很大影响。

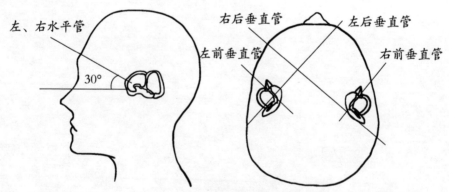

图1-4-1　半规管所处的平面

在对头部前伸的3A姿势治疗过程中，很多人已经习惯了头部前伸的空间位置，一旦将头部矫正到正常位置，病人反而会出现眩晕，觉得天旋地转。

因此平衡与协调能力的基础是姿势平衡。

其次，直立是人体对抗重力的状态。为了保持身体直立不倒下，肌肉要持续收缩。在平衡的姿势下，人体重力分布均匀，需要肌肉收缩的程度最小，消耗的能量也很少。这就是为什么我们在使用电脑、长期静坐时，头部前伸时间长了，就会感觉颈、肩部酸痛和头晕脑胀的原因。肌肉酸痛是因为持续的肌肉收缩，头晕脑胀是因为身体能量消耗过大。所以说，姿势正则全身松，姿势不正则全身紧。这种"紧"是指肌肉、韧带、血管等共同的紧，紧久了就会痛、会生病。

再次，平衡的姿势是五脏六腑功能的保障。我们的内脏是按照直立（注意是平稳、没有倚斜）的位置而"设计"的，所以姿势正确时每一个脏器都各就各位。这些内脏可是要与人相伴一生的。每个器官都有"固定"的方式，比如韧带、系膜这样的结构一端连着内脏，另一端固定在胸腔、腹腔、盆腔壁上。虽然我们在活动时脏器可能会向着某个方向小幅度地移动，但是它们的固定结构发挥作用，将它牵拉回原位。

现代社会生活中，子宫肌瘤、卵巢囊肿等很多妇科病盛行。这种发病率的急剧上升与我们的姿势不正有密切关系。女白领通常要穿高跟鞋，人体倾向于向前倾，骨盆也随之前倾，胃肠等本该呆在腹腔内部的脏器就会向下进入盆腔，压迫着子宫与卵巢。曾经有一位女病人，因为腰疼来我这儿治疗。在经过几个疗程的动作练习后，她的骨盆前倾和脊柱旋转得到了纠正，在欣喜之余，她发现，一直困扰她的一些经久不愈的妇科疾病竟然不治而愈了。可见我们的身体本是一部设计十分精密、性能良好的"机器"。长期让这部机器的零件离开原来的位置，不但它们之间的关系改变了，而且它们的功能出现异常也是必然的了。所以不良姿势形成习惯，身体就会出现各种问题。痛经、腹胀、心绞痛、习惯性便秘等许多内脏疾病与姿势不正都有着多多少少的关系。

姿势不正和人体内脏疾病相关是现代医学的一个热门话题，其机制还在研究中、探讨中，但可以确定的一点是，姿势和人体的健康关系密切。所以保持正确的姿势，纠正不正确的姿势，是维持身体健康的捷径。

第五节 3A姿势诊断——用姿势快速评估健康

既然正确的姿势让身体"和谐"，错误的姿势表明身体处于疾病状态或者给身体带来疾病，那么我们就有必要探讨一下正确姿势的衡量标准了。

人体在平衡姿势状况下，肌肉、骨骼、关节与脊柱功能处于最佳状态，脊柱的伸肌与屈肌、关节运动的主动肌与拮抗肌处于平衡状态。

人体的肌肉可以分为浅层肌肉与深层肌肉，我们能够看到胳膊屈曲、伸直，大腿抬高等各种动作，这些动作的产生主要是由浅层肌肉完成的。

维持姿势的过程，大脑会时刻感知到身体不同结构所处的位置，并且根据维持人体平衡的需要随时发出相应的指令。一个人长时间站立时，通常会有一定幅度的晃动，这就是身体在不断地维持平衡。在感知人体位置时，深层肌肉起到了关键作用。

在此之前，我们已经讨论了姿势与人体健康的关系，大家也都了解了姿势不正可以导致病痛。而且所谓的正确姿势，必须是在前面我说过的处于平衡状态、人体重力分布均匀时。正确的姿势需要肌肉收缩的程度最小、消耗的能量也很少，换句话说就是肌肉、韧带、血管都不"紧"。

正确的姿势

人体姿势是一个动态的平衡过程，没有所谓标准化的姿势，正确姿势的标准应该是一种平衡的姿势，符合人体工程学。通俗地说，就是身体的各个部位配合好，共同抵抗地球引力，让身体最稳定、最平衡、最省力。

以站立姿势为例：

通常认为，站立的平衡第一标志就是人体重心稳定，即身体结构在生物力学上处于稳定状态；第二标志是人体重心应该在第二块腰椎骨前缘，主要的负重关节也就是肩关节、髋关节、膝关节、踝关节垂直排列。这时，人体重心就和垂直向下的"重力线"重合；我们身体的主线——脊柱为"S"形曲线排列（图1-5-1）。

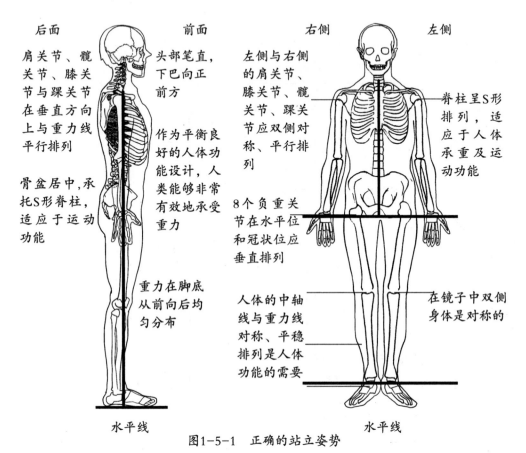

正确体位：侧面观　　　　　　　　正确体位：前面观

后面　　　　　　前面　　　　　　右侧　　　　　左侧

肩关节、髋关节、膝关节与踝关节在垂直方向上与重力线平行排列

头部笔直，下巴向正前方

左侧与右侧的肩关节、膝关节、髋关节、踝关节应双侧对称、平行排列

脊柱呈S形排列，适应于人体承重及运动功能

作为平衡良好的人体功能设计，人类能够非常有效地承受重力

骨盆居中，承托S形脊柱，适应于运动功能

8个负重关节在水平位和冠状位应垂直排列

重力在脚底从前向后均匀分布

人体的中轴线与重力线对称、平稳排列是人体功能的需要

在镜子中双侧身体是对称的

水平线　　　　　　　　　　　　　水平线

图1-5-1　正确的站立姿势

人体的3个"A"

我们知道，姿势其实是一种特殊的运动状态，人体姿势千千万万，如果我们要探讨每一个姿势比如站姿、坐姿、卧姿乃至行走的正确标准，每个姿势写一本书都不过分。简化问题的方法就是抛开上述一切复杂的因素，让身体处于一个最容易判断的姿势，通过这个姿势完成的情况来检查身体是否有了改变。这就是本书将向您全面介绍的用姿势评估身体。

人体在空间上可以分为3个轴，即水平轴、矢状轴、冠状轴（图1-5-2）。取英文中"轴"（axis）的第一个字母"A"，可以简单地将这3

个轴简称为"3A"。以这3个轴为标准，可以对姿势做出正确与不正确的评判，这个方法被广泛地应用在解剖学、生理学、人体工程学等等。

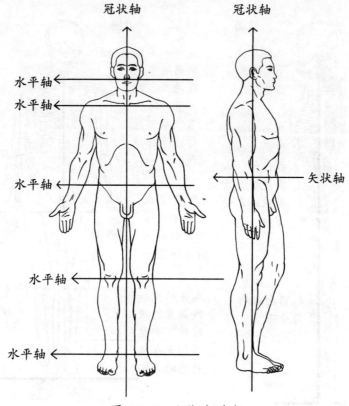

图1-5-2　人体的3个轴

1. 第一个"A"——水平轴

水平轴是沿左右方向与人体垂直的轴线，将人体分为上、下两个部分。它是反映人体水平位置的一个评估指标。按观察需要，水平轴可以有不同高度的许多条。

在水平轴上评估人体姿势要重点关注双眼、双耳、肩膀、髂前上棘、髂后上嵴、膝盖、脚趾部位。通过水平轴可以判断头部偏斜、肩膀高低、骨盆倾斜、股骨旋转、八字脚等问题。

2. 第二个"A"——矢状轴

矢状轴是沿前后方向、与人体垂直的轴线，将人体分为左右两部分，它是反映人体左右侧对称情况的评估指标。

在矢状轴上评估人体姿势的意义在于主要理解垂直负荷和动态张力。动态张力代表了身体的前面和后面保持直立姿态的运动功能。通常屈肌位于身体的前面，而伸肌位于身体的后面。如果屈肌和伸肌的张力失衡，表现为负重关节一侧或者两侧向前或向后，或者前后都有的偏斜。

在矢状轴上评估人体姿势要重点关注鼻根、胸骨上窝、肚脐、脊柱、膝盖、足跟部位。通过矢状轴可以判断头部偏斜、躯干偏斜、X型腿、O型腿、足内翻、足外翻、脊柱侧弯等。

3. 第三个"A"——冠状轴

冠状轴是与矢状轴垂直，将人体分为前、后两个部分的轴线。这个轴不好用图像直观表示，所以我把这个轴表示为垂直方向。你可以想象这是一个左右方向的平面，也就是沿正中线把身体前、后分开的线。这个平面在医学上以称"冠状面"。

在冠状轴上，应重点关注头部、肩膀、髂前上棘与髂后上嵴、小腿与脚的交角。从冠状轴上可以判断出躯干旋转、骨盆前倾、足背屈或者足跖屈。

因为我提出的姿势诊断是基于这3个"A"，所以我将这一理论命名为"3A姿势诊断"。

说到这儿就很明确了，在本书中我就是教会大家如何用"3A姿势诊断"评估身体，但评估的前提是人体处于站立、静止状态。

3A姿势诊断自我快速检测方法

3A评估是一套严格的医学诊断方法，我们会为病人做水平轴、冠状轴和矢状轴的偏离情况检测，并开出相应的矫正处方。如果你的情况不严重，或者你碰巧想先做一下自我检测并判断自己姿势的情况，下面的方法就可以派上用场了。

首先，你需要准备一部照相机（数码卡片照相机即可），并且请另一个人为你拍照。选择暖和的室内，穿短衣裤（露出肩、颈和膝盖），不要太紧张，就按自己习惯的姿势赤脚自然直立。站直以后，用相机从正面、侧面（左或右，甚至左右两侧）拍下清晰的照片（图1-5-3）。

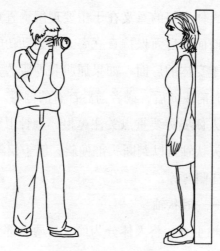

图1-5-3　拍照姿势

洗印或者打印出照片，然后，按照上面的方法，在正面像的水平和竖直方向画一个"十"字线，再将侧面像画一个"十"字线。

好啦，你可以对比一下水平轴、矢状轴、冠状轴的图像和你自己的两张照片，大致看出姿势偏离的情况，就能基本判断出哪里有问题。当然，如果想知道更准确的偏离情况并作出评估，就要求助于专业人士了。

在人体异常姿势中，最重要的姿势不正就是头部前伸、骨盆前倾、脊柱偏斜、身体旋转及负重关节不再垂直排列。

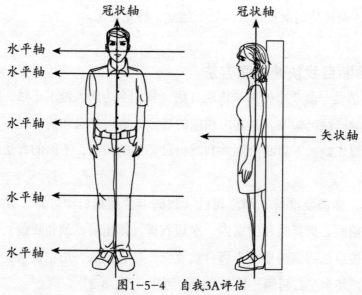

图1-5-4　自我3A评估

表1—1　常见姿势不正和症状、疾病的关系

常见姿势不正	3A姿势诊断结果	相关症状、疾病
头部前伸	你可以通过矢状轴看出明显的偏离。	头部前伸使头部不再垂直位于肩膀上方，而是重心向前，人体胸部将被迫向后，形成典型的驼背。长期使用电脑、手机的人肩关节向前移位，导致胸腔容积缩小。这就是为什么我国青少年肺活量近年来明显下降的主要原因，也是"鼠标手"发生的主要原因。
骨盆前倾	你可以通过矢状轴看出身体的旋转（骨盆部），通过水平轴看出身体两侧不在同一水平线上。	骨盆前倾是一个广泛影响人体健康的姿势不正问题。骨盆是一个重要的结构，是人体腹腔与盆腔的分界。上面承托腹部的胃肠等脏器，内藏盆腔的直肠、子宫、输卵管、前列腺等器官。正常人的骨盆略微前倾，但骨盆前倾会引起腰椎曲度加大，腹部脏器及盆腔脏器受压，是腰椎间盘突出、腹胀、便秘及妇科病发生的主要原因。
身体旋转	你可以通过水平轴和矢状轴看出偏离。	身体旋转是指人体躯干相对于骨盆而言向一个方向旋转，这种旋转将明显造成脊柱两侧肌肉不均衡，是经常腰酸背痛的主要原因。
负重关节不再垂直排列	你可以通过水平轴和冠状轴看出明显偏离。	负重关节不再垂直排列，身体的重量不能够均匀分布，身体一侧关节承受重量多，承受时间长，就会引起该侧关节的问题。这是髋关节炎、股骨头坏死、肩周炎、膝关节炎、足跟痛的主要发病原因。
脊柱侧弯	通过冠状轴、水平轴和矢状轴，都可观察到偏离的情况。	脊柱侧弯是青少年经常出现的一个问题，脊柱侧弯将影响心肺功能、骨盆内脏器的功能。

3A姿势诊断的痛点诊断

所谓的正确姿势，必须是之前我说过的处于平衡状态、人体重力分布均匀。大家也都了解了姿势不正可以压迫内脏、导致肌肉长期的劳损，可以导致重复性应力及累积性损伤。内脏的疾病必须借助检查仪器及理化检查指标来判断，但肌肉的劳损却可以通过痛点及疼痛区域直接判断。

举个例子。手腕痛的病人，因为不正确的姿势造成腕部相关肌肉长期处于劳损状态，就会在掌侧的桡侧腕屈肌触及痛点（图1-5-5）。

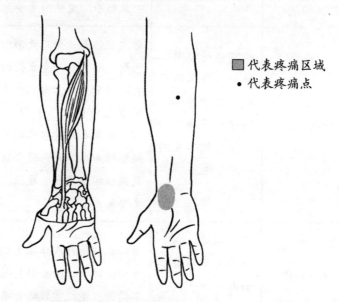

■ 代表疼痛区域
● 代表疼痛点

图1-5-5　手腕痛的痛点区域

痛点诊断是3A姿势诊断体系中进一步明确判断的有力工具。同样，对于痛点进行物理治疗可以迅速地缓解症状、减轻病人痛苦，在3A姿势疗法中我会对此进行详细讲解。

第六节　脚痛医背，手痛医腰——3A姿势保健把人体拉回正确的姿势

把偏离的身体拉回来，让它重新处在平、正、松的姿势，3A疗法在此过程中扮演着"解铃人"的角色。

求学时期的我可以说是一个不折不扣的肩部疼痛病人。参加工作后，我每天长时间使用显微镜做外科手术，每个月都会有落枕发生，同时左侧足跟出现难以忍受的疼痛。为此，我经常做理疗、拔罐治疗，但效果不理想。我认真分析后，觉得可能是自己的姿势出了问题。我阅读了很多中国传统的运动养生书籍，了解了易筋经、八段锦等传统的养生运动，也试着练习太极拳；我也了解了西方发达国家的运动康复技术和运动医学，对于传统文化中的"天人合一"的观点有了更深的理解，我懂得了长期静坐、运动不足、使用电脑导致了身体整体结构上的问题，因此着手从整体上调整人体，通过运动矫正姿势，恢复正常的解剖结构排列，养成正确的走路姿势和健康的呼吸方式，缓解了疼痛，调整了身体健康。矫正姿势的动作借鉴了西方运动医学、传统养生与瑜伽的动作。这种从整体上矫正人体姿势，让人体恢复健康的做法，逐渐形成了现在的"3A姿势疗法"。

3A姿势疗法认为，人体是一个统一而完整的整体，良好的姿势是健康的基础，主要包括坐、立、行中的正确姿势和动态的呼吸方式。

3A姿势疗法将人体静态姿势作为健康的最重要影响因素之一，而良好的静态姿势应该是人体的3个轴（A）整齐排列，人体的负重关节在3个轴（A）上处于平衡状态，脊柱呈现生理曲线的弧度。

在姿势异常时，人体3个轴（A）不再整齐排列，附着于骨骼、关节上的肌肉、韧带将受到牵拉或者短缩，肌肉将出现功能障碍；同时，骨骼、尤其是关节不再均匀负重，人体生物力学改变，导致一侧脊柱椎间盘、关节、软骨或者韧带、滑囊受到更多的外力压迫，局部会出现炎症、渗出、纤维化，

这是形成疼痛的主要原因。同时，人体3个轴（A）不再整齐排列时，胸腔、腹腔、盆腔等空腔的空间结构也将变化，尤其是对于重力反应发生变化，导致体腔内的脏器，如心肺、胃肠、子宫、前列腺长期受压。身体的内脏器官依赖于肌肉骨骼系统的正常排列和运动而保持固有的位置，解剖位置的改变将损害这些基本系统之间基于重力的相互关系，也改变了它们正常的功能。

坐、站立或功能性运动时，身体双侧有平等的要求。在讲到身体的右边和左边比较时，称之为"平衡"或"功能双向"。如果身体或身体任何的一部分，不是双侧功能性运动，身体重心的位置将发生改变，机体就不再平衡。这将导致一个新的、代偿性的姿势和功能，表现为姿态偏斜、身体出现代偿性运动，疼痛和/或限制运动将随之发生。

人体时刻处于某种姿势下，运动就是从一种姿势过渡到另一种姿势的过程。在这个过程中，呼吸对于姿势与健康影响巨大，我们无论是在运动当中，或者是静止在某一位置，甚至睡眠时，都不能停止呼吸，而呼吸需要膈肌、肋间肌、颈部肌肉的参与，这些肌肉本身也会影响人体的姿势。同时，这些肌肉的功能受到了姿势的影响。所以矫正姿势，维持健康，呼吸是非常重要的。3A姿势疗法中也包括了动态呼吸的训练（呼吸训练在第六章中详述）。这是维持良好姿势，远离疼痛，恢复健康的基础。

3A姿势疗法根据姿势诊断与痛点位置，经过一系列个性化设计的运动练习方案、痛点处理和动态呼吸训练，将人体3个轴（A）恢复到正常的平衡位置和正确的解剖位置，重塑骨骼、关节与脊柱的位置，恢复肌肉的平衡和功能，为患者去除病痛。

简单地说，本书中介绍的是一种通过3A姿势诊断和痛点识别及个性运动练习，矫正姿势，调理和治疗慢性疼痛的方法。

我以颈椎病为例说明3A姿势疗法是如何把人体拉回到正确的姿势从而治疗病痛的。

颈椎病发生于长期头部前伸引起肌肉的慢性劳损，并且与经常吹空调而使颈肩背部肌肉受寒有关。长期颈部前倾、头部前屈的人，颈后部肌肉、韧带处于被牵张的状态。一般情况下，这种牵张超过30分钟，机体便会产生疲劳感或酸胀、僵硬等不适。当这一持续牵张超过2小时，便会造成肌肉、韧带损伤，引发无菌性炎症、水肿、渗出，继发纤维化、粘连。之后颈椎生理曲度变小、消失或反张，直接影响椎动脉向脑部供血；对椎间盘的支撑和保护作用下降，诱发椎间盘膨出或突出，椎体骨质增生及前、后纵韧带钙化，从而发生器质性颈椎病。

对颈椎病病人做3A姿势诊断时，冠状轴多见身体躯干有旋转，身体左右侧不在一个冠状面上，身体左侧或者右侧向前旋转，双脚外八字、内八字；检查水平轴时多见两侧肩膀不一样高，骨盆倾斜；检查矢状轴时多见头部向前伸，耳肩线呈倾斜状，肩膀前伸、圆肩。在病人的肩胛提肌、三角肌、斜方肌和枕下肌群常可以触及明确痛点（图1-6-1）。

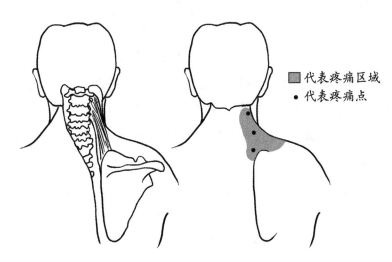

■代表疼痛区域
•代表疼痛点

图1-6-1　颈椎病的痛点和疼痛区域

如前所述，颈椎病的发生与姿势异常导致颈椎及椎间盘的慢性劳损有关，主要原因是颈椎周围肌肉的功能异常。

针对颈椎病的3A姿势治疗第一项就是纠正不正确的坐姿。正确的坐姿要求在坐立时，身体要挺直，不要上身倾斜、头部前伸，双腿不要交叉，要保持双脚与肩同宽，脚趾伸向正前方。而且在工作中每隔30分钟到40分钟就应该休息一下。

为颈椎病病人设计的最有效3A疗法就是垂直站立式（图1-6-2）。

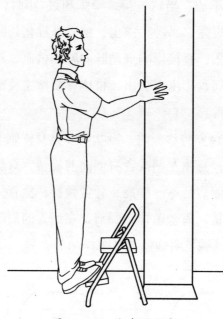

双脚放在辅具上，双手搭在墙面，吸气，延展脊柱，呼气，重心向下，直贯足跟。保持3分钟。

图1-6-2　垂直站立式

垂直站立式练习通过将人体重量集中于足跟部，使人体负重关节自然恢复正常，上臂抬起，肩胛骨回位和颈肩部肌肉放松；头部位于肩膀上方，颈椎均匀负重，放松持续拉伸的枕下肌群和颈肩部肌肉，并使其他相关的已经短缩的肌肉功能得到恢复。再配合其他的动作练习（仰卧靠墙式、坐位靠墙式、仰卧蛙式、仰卧单侧直角式、幻椅式）就可以逐渐恢复肌肉功能，把偏离的颈椎拉回来（详见本书第三章第一节）。

为颈椎病病人设计的3A姿势治疗中还有一项就是痛点按摩，且对按摩的手法没有特殊要求，只要病人觉得舒服且不会造成局部损伤即可。物理辅助疗法的作用主要是快速地缓解症状。

表1-2　3A姿势疗法的特点

针对性更强	源于姿势的病痛，需要纠正姿势的偏离。但人体的每一个部位的病痛，往往不限于这个部位。简单说，足痛，很可能是由于水平轴的偏离导致了一侧踝关节过度负重，引起的劳损。所以我们为这种足痛设计的治疗方案也是针对水平轴偏离的。
更加强调整体治疗	因为每一种病痛可能涉及了相关的骨骼、肌肉、血管、神经，而且和相邻甚至远端的组织有关。3A姿势疗法强调了3个轴线方向的姿势纠正，所以其针对的是整个人体，而不限于局部。这些动作并不限于治疗局部的问题，比如腕痛就需要腹股沟的拉伸。这是基于解剖学、病理学和人体工程学的研究结果。所以治疗中的许多部分是"脚痛医背，手痛医腰"的。没什么奇怪的，我们的身体本来就是不可能各部分互不联系的！
安全、有效适合家庭推广	我们的姿势矫正"处方"是以运动为主线的，对身体不会有创伤。如果关节镜和3A姿势疗法可以有同样疗效，相信患者会优先考虑我们的方法。毕竟，不打针、不吃药、不开刀，对患者会更加安全。做做操就可以减轻病情，这确实挺吸引人的！

　　可以看到，通过3A诊断及3A姿势疗法，我们为很多经久不愈的病痛找到了行之有效的方法——快速诊断且治疗的针对性更强。多年的临床实践也证实了我们的判断，至今3A姿势疗法已让上万人受益。

　　但是要说明的一点是，上述理论及其指导下的治疗是基于现代医学的专门针对姿势不正的医疗手段，它并不排斥现代医学。比如由于严重疾病引起的姿势不正，就像上面介绍过的强迫体位，我们还是建议病人去综合医院就诊。对于由姿势不正引发的病痛我们完全有信心给您满意的答案。

第七节 快速缓解症状的辅助疗法

现在施行的各种物理疗法都有各自独特的优势，单纯地讲某个疗法的优劣没有意义。在应用姿势矫正和动作练习的同时，辅以物理疗法的"折腾"其实很有必要。

因为工作的原因，很多到我这儿来看病的都是"老"病人。为什么这个"老"加了引号呢？其实，这些患者不是真正的年龄大，而是来就诊前都经历了一番折腾。

前段日子，有个朋友对我说最近一段时间手腕部酸痛，早晨起床后必须甩几下手才能好转，有时手指头突然就不能屈曲了。到医院检查后，医生告诉他是腱鞘炎，让他减少手指运动，做做理疗，手腕酸痛很快就好了。可是过了一段时间，工作一忙，天天打字，他的手腕又出现相同的酸胀与疼痛。这种情况，就是姿势引起的手腕痛。

还有一个六十多岁的女病人，长期被左侧膝盖内侧疼痛困扰，看电视上养生节目说"蹬车"动作能缓解，结果练习后反倒加重了。到医院拍了片子，医生告诉她是慢性膝关节炎。她做了按摩、针灸等理疗，但疼痛依旧，并且感觉疼痛越来越重了。

我说的折腾其实就是上面说到的"理疗"。这里的"理"说的是物理。这些物理疗法到底有没有用，为什么到我这儿来看病的病人都觉得是折腾呢？为什么有的病人在理疗以后暂时有了效果，一段时间后就会反复呢？这要先从物理疗法的本身说起。

现代医学把用物理要素作用于人体以防治疾病的方法称为物理疗法，简称理疗。物理疗法很好理解，就是对患部加热——烤电，负压——拔罐，正压——刮痧、按摩，导电——离子导入等等。

物理疗法的共同作用

消炎作用：理疗可促进炎症的吸收、消散，按炎症的性质，可根据病情分别选用各种疗法。

镇痛作用：主要针对神经、关节、肌肉疼痛以及内脏的痉挛性疼痛。

兴奋作用：主要用于神经麻痹、肌肉萎缩、局部感觉障碍等。

松解粘连、软化瘢痕、缓解痉挛作用。

此外，物理疗法还有脱敏、杀菌、治癌、解热及发汗作用等。

我以对疼痛部位刮痧为例说一下这个疗法的原理。

刮痧是用正压力作用于人体部位，压力透过皮肤传达到肌肉、骨骼。刮拭过程调动压力下的血管、神经、组织等等，使紧张或痉挛的肌肉得以舒展，从而消除疼痛。治疗过程因造成局部微小血管破裂、出血的局部微创（出痧），引发轻微炎症反应以激活人体免疫力，从而达到改善微循环、局部系统重建的目的。因为人体为统一整体，所以也可以通过全息穴的刮痧对人体相应的部位或脏腑功能进行调整，达到信息重建的目的。

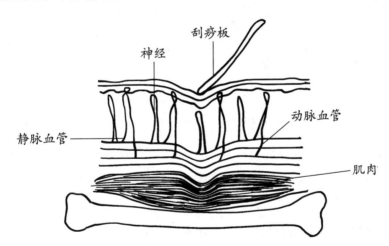

图1-7-1　刮痧板作用皮肤、肌肉、骨骼示意图

可以说，现在施行的各种物理疗法都有各自独特的优势。不能单纯地讲某个疗法的优劣。

物理疗法和动作练习有一个明显的区别。动作练习是通过肌肉自身的运动达到治疗的目的。通俗地讲，姿势矫正和动作练习是内力、内部作用，其他物理疗法是外力或外部作用。既然是内力、内部作用，它的优势就非常明显，因其作用最直接，最深入。姿势矫正和动作练习充分调动全部肌肉及相关辅助肌肉以改变人体姿势。针对疼痛也就是说调动的是肌肉本身及筋膜，可以缓解水肿、肌肉僵硬、疲劳，增强力量。对于姿势不正，则通过缓解肌肉疲劳，增强肌肉力量把不正的骨骼拉回来，最终达到健康的目的。所以说，姿势矫正和动作练习是一种从根本上针对病因的疗法。

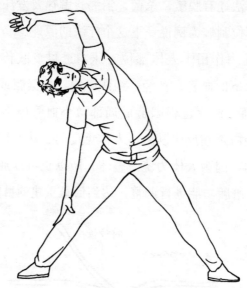

图1-7-2 拉伸运动拉开肌肉筋节

辅助疗法是通过外部的作用力或者温度改变，说到底都是物理疗法。压力、温度等等从外部透过皮肤作用于肌肉或者浅表部位，影响深层的组织及肌肉的代谢，可以起到缓解症状的作用，对于症状的治疗比较快。但因为这种治疗不能解决真正的问题，比如无法解除我们前面所说的长期应力及劳损，所以单独应用这些疗法以后还会出现症状反复。

有人可能会说：这样的话，不如只用姿势矫正和动作练习好了，再用理疗"折腾"没什么用。其实也不是。在我的治疗体系里面并不拒绝其他物理疗法，我的治疗体系是以姿势矫正和动作练习为主，其他疗法为辅。因为其他物理疗法在针对症状治疗方面有迅速见效的特点，可以快速缓解疼痛。将两者结合起来，以姿势矫正和动作练习为主，其他疗法为辅，可以达到标本兼治的目的。

我在大学期间就已经患有肩部疼痛，当时因为有同学在康复科实习推拿按摩，因而我得到了很多做理疗的机会。但理疗虽然能缓解症状却不能"去根"，以至于后来不自觉的头往右倾斜。后来我在美国采用动作疗法治疗的同时再做上述的理疗康复治疗，肩痛竟然迅速地康复了，连我的导师都觉得惊讶。

所以，我主张将姿势疗法和其他物理疗法相结合，既迅速缓解症状也能治疗病因。本节开始时提到的两个病人，在我的指导下坚持姿势矫正和动作练习的同时采取了物理疗法辅助治疗，都在短期内达到了满意的效果。

需要特别说明的一点是，当人体不适宜运动或者必须采用手术治疗时，其他辅助疗法比如烤电、磁疗就变为主要辅助疗法，这时也就不适宜再做动作练习了。

其实各种疗法之间的主、辅地位都可以转化，标准就是以患者的实际情况为准。3A诊断及3A姿势治疗的产生也是基于以病人为本的思想。

第八节　好姿势、好习惯、好身体

即使脱了军装，当过兵的人还是站有站相、坐有坐相。"军姿"这种良好的习惯已经成为他们身上甩不掉的印记，这种习惯也让他们一生受益。改掉不正确的坐姿、站姿、走路姿态，让正确的姿势变成习惯，往往需要极大的恒心和毅力。

回到本书开篇时的那个话题，就是最讨厌的广播操和太极拳。可能通过我前面的讲解，大家已经对这两套动作的原理都有了初步的认识，可能也就不再觉得那么讨厌了。那么我再提一个现象，就是大家在学生时期基本上是没有颈椎病、腰疼的。为什么到了工作后这些病痛就陆续找上门了呢？

其实很简单，做学生的时候，不光是我们有这些体操为身体保驾护航，更重要的是我们没有现在的一些坏习惯。比如，在公司一坐就是一上午、回家玩手机直到睡觉。或者歪在沙发上看电视直到在沙发上睡着等等。在学校上课45分钟一节，课间都会有休息时间，所以很少有人会一坐一上午。读书的时候，大家住寝室，那时没有电视也没有智能手机和平板电脑，基本上大家的课余时间都是打打球或者到图书馆看看书。没有像现在这样到处都是低头族。

神经外科医生和骨科医生都有的感受就是在没有智能手机和平板电脑之前，颈椎病和肩部疼痛的患者远远没有今天多。这从一个侧面反映出，高科技产品在走入人们生活、占据人们的时间的同时，也带来了生活习惯的改变。当然这种改变有好有坏，坏处就是引起了新的生活习惯病。长时间的不良姿势给我们的身体带来了更加繁重的负担，引起了不适及病痛。

有一个女病人，我对她印象特别深刻。她是个杂志社的平面设计员，她每天的工作就是整天对着电脑做不同的设计。用"一坐就是一天"来形容她每天的工作状态一点也不夸张。不过这个工作也为她带来了困扰，那就是颈椎病。和其他病人一样，在确诊颈椎病后，她开始了折腾的经历：经常去做按摩，也采用过针灸、拔火罐、贴药膏等传统的治疗方法，可是效果一直不理想。用她的话说就是当时舒服了，没多久再次出现疼痛。渐渐的，颈部疼痛不但白天困扰她，夜间也搞得她无法入睡。她甚至想放弃这份工作。

　　经过介绍，女病人来到我的门诊。3A姿势诊断矢状轴检查发现头部向前伸，耳肩线呈严重倾斜状。我给她制定了一套完整的姿势疗法运动方案。在我的诊室中，经过指导她勉强完成第一套动作，但明显感到颈部的松快舒适感。

　　在做完一整套运动方案后，我又开始规范她的坐姿。因为她长期对着电脑，所以坐姿的正确与否和她的身体健康有极大关系。

　　颈肩部疼痛与坐姿有密切关系，坐姿中要上身挺直、双脚与肩同宽、伸向前方；使用电脑应双眼平视略向前方。然后是站姿和睡姿。正确的站姿是站立时双脚平行分开，与肩同宽；不要单腿站立，以免将身体重量压向一侧。对于睡觉姿势的调整主要是调整枕头的高度，以能使头部与肩同高的枕头高度为宜。

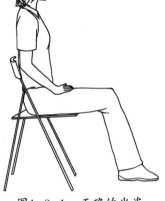

图1-8-1　正确的坐姿

　　另外我还发现了她有一个非常不好的生活习惯。她说，她和老公都在杂志社工作，平时也没啥爱好，回家就是看看电视、玩玩平板电脑然后睡觉。有时候看着看着平板电脑就睡着了。因为她已经出现了头部前伸，如果再每天低头玩平板电脑，那就会使承托着头部全部重量的颈椎承受更大的压力，本身颈椎已经出现病变，长期的低头对于颈椎周围的关节、韧带、滑膜、神经及肌肉简直是雪上加霜。所以我叮嘱她把家里的电视抬高，达到仰脸看电视的角度，并且不能再看平板电脑和尽量少玩手机。

大概1个月后，这个患者来复诊，虽然头部仍然存在前倾，但已经很少出现颈部疼痛。随着生活质量的提高，人也变得精神多了。1年后随访，她对我的疗法赞不绝口，并且说后来她时时注意保护颈椎，现在不但每天坚持3A疗法动作练习，还把其中的几套动作教给同事，同事也有所受益。家里的电视越抬越高，现在已经是挂在天棚的一角。不但她觉得看电视的过程就是颈部放松，他老公也有同样的感觉。

我举这个例子其实想说的是一个道理，那就是健康的本质是规律生活和良好习惯的保持。3A疗法再有效，不能坚持练下去也不会有什么效果。就是说再有效的疗法也不能对抗不良的生活习惯。举个例子，有个每日喝酒的人查出了肝硬化。但他不改这个喝酒的习惯，总是忍不住偷喝。那再有效的药物也治不了他的病，或者说无法维持住他目前的病情不再恶化。同样，有一位六十多岁的老年颈椎病患者在退休后坚持每日到小区附近的广场踢毽子，连续踢了1年后治好了困扰自己多年的颈椎病（踢毽子时人要随着毽子不停地抬头低头）。

再说回我们的姿势，前面说过姿势其实是一种特殊的运动状态。我们都有一种共同的感受，就是当过兵的人气质不一样。他们无论到什么场合都是挺胸抬头、提臀收腹，坐有坐相站有站相。同样，来我的诊室就诊的患者中，因为姿势不正确引起病痛的几乎没有军人，而那些站没站相坐没坐相的小青年却很多。

姿势的养成说到底是一种好习惯。这也是即使脱了军装，当过兵的人总是一眼便可看出的原因。军姿这种良好的习惯已经成为他们身上甩不掉的印记，这种习惯也让他们一生受益。改掉不正确的坐姿、站姿、走路姿态，让正确的姿势变成习惯，需要极大的恒心和毅力。

有人说，有毅力的人、情商高的人都健康，由此看也不无道理。

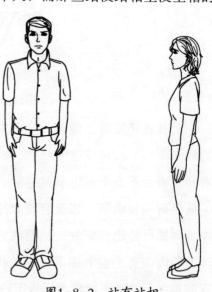

图1-8-2　站有站相

附　3A保健所需器械

为了实施3A姿势治疗，需要借助一些器具，将身体摆到不同的体位，从而实现矫正姿势、调理疼痛的目的。这些器具可以使用简单的家具或者生活中常用的物品实现，也可以使用专用的康复器具。

1. 墙壁和地面

墙壁和地面在3A姿势治疗中是最经常使用的。在仰卧位的动作中，通常需要背部平躺在地面或者硬板床上。在实际操作时，在背部与地面间可以放置一个瑜伽垫，避免后背部着凉，要求地面或者硬板床平整，同时有很好的承重能力。

在站立动作中，有些动作，需要身体靠在墙壁上，要求墙壁笔直、有很好的强度。

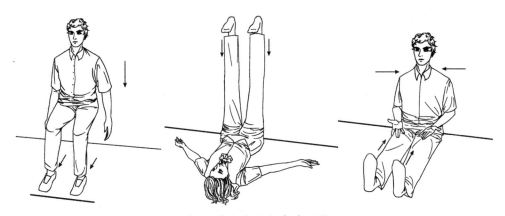

附图1　利用地面和墙壁的练习

2. 斜坡和斜面

在站立动作中，有些动作需要身体站立于有一定角度的斜坡或者斜面上。可以借助楼梯或者小凳等完成以一定角度站立的动作。也可以借助专用的器具（体位祛痛直立姿势矫正器、国家实用新型专利证书号：ZL2012206156344）来实现练习的目的。这种器具可以调整3种角度。

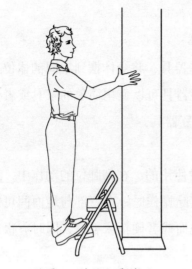
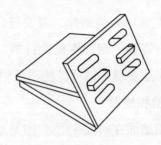

国家实用新型专利证书号：
ZL2012206156344

附图2 利用小凳练习　　　　附图3 体位祛痛直立姿势矫正器

3. 椅子

在坐位动作中，有时需要保持坐姿，家中或者办公室的椅子都可以加以利用。

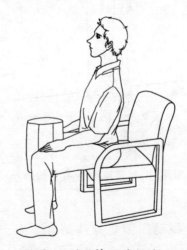

附图3 利用椅子进行练习

4. 正方体和长方体块状物体

在3A姿势疗法练习中，很多动作需要将小腿与大腿垂直、大腿与躯干垂直，这就要借助特殊的长方体或者正方体块状物体。比较大的块状物体可以使用家中的沙发凳或者椅子，小型的块状物体可以用枕头或者小凳代替。

如果为了更好的练习，可以使用专用的康复器具（便携式3A姿势疗法模具组合），这些组合模式有不同的大小和形状，可以很好实现运动练习中需要的特定体位。

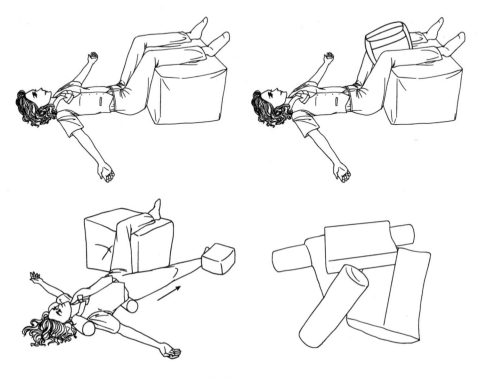

附图4　便携式3A姿势疗法模具组合及使用方法图示

第二章
远离恼人的疼痛就从纠正姿势开始

人的身体结构非常神奇。仅就骨骼而言，206块骨头，组成了78个关节。可以说每个关节都很重要，但在生活中很多人受到关节痛的困扰。脖子转不动不好受吧？髋关节出了问题你还能健步如飞吗？没有腕关节、肘关节，你怎么写字、拿东西？又有多少人因为腰椎关节不得不卧床呢？

小关节容易出大问题。本章将为您揭开各种关节痛和姿势的亲密关系。让你了解什么是正确的姿势，如何远离关节痛，怎样与自己的身体和谐相处。

第一节　手腕痛

易患人群

1.以固定姿势长时间工作，如白领、IT人士等；

2.拇指需要长时间紧张姿势的工作，例如织毛衣、纺织工；

3.经常需要腕部屈曲姿势的工作，如面案工、纺织工；

4.经常需要手指做重复性单调动作姿势的工作，如经常打麻将，从事包装、缝纫、装订、绘画、机械装配等工作。

症状诊断

1.手腕部酸胀、疼痛，以桡骨茎突侧（拇指一侧）或者尺骨茎突侧（小指一侧）为重；

2.手腕部疼痛可向手指、手背及前臂放散；

3.手腕无力，不能握物或者拿碗；

4.手指早晨起来酸胀、麻木、疼痛，活动受限，有响声。

符合易患人群中的一项及症状诊断中的一项即表明需要进行3A姿势保健。

有一位女病人，30岁，在杂志社从事平面设计工作。由于工作关系，她每天使用电脑工作10小时甚至更多。两年前出现了手腕痛。每晚只要一躺下，就感觉右手发胀、手腕酸疼并放散到胳膊。到医院拍X线片，医生说颈椎没有问题；又做了肌电图显示右侧正中神经存在小问题。于是她被诊断为腕部腱鞘炎。确诊后她常常去做按摩，也采用过针灸、拔火罐、贴药膏等传统治疗方法，可是效果一直不理想。用她的话说，"治疗时是舒服了，没多久手腕又开始疼了。"她告诉我，最近一段日子，每天晚上手腕就疼得根本睡不着。

经常有病人和朋友因手腕痛来找我。他（她）们中的很多人有手腕痛的症状，尤其是早晨起来后必须用力甩几下手才行，有时手指突然就弯不了了。到医院检查，基本上都被诊断为腱鞘炎；医生多建议减少手指运动，做做理疗。但一段时间后，只要工作一忙、手指活动多一点，手腕又吃不消了。

其实，这都是姿势引起的手腕痛。休息手指和做理疗的确可以暂时减轻腕部的疼痛，但只要疼痛的根源不去除，疼痛反复出现就是必然的。通过我的研究，手腕部疼痛的治疗关键在于消除手腕部因长时间、重复性动作造成的肌肉、韧带的累积性损伤。

手腕痛的原因

手是人体最为精细的部位，由8块腕骨、5根掌骨、14个指骨及肌肉和肌腱将前臂和手掌部骨头连接在一起共同组成的多个"关节"构成（图2-1-1）。负责腕部运动的肌肉又分为伸肌群和屈肌群，使手腕可以朝各个方向灵活运动。

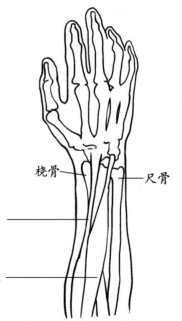

桡骨、尺骨：支撑肘部到手腕的骨头，拇指侧有桡骨，小指侧有尺骨。

桡侧手根伸筋：负责手腕关节屈伸（手腕关节往外侧弯曲的动作）、桡屈（手腕关节往拇指方向弯曲的动作）的上肢肌肉。

尺侧手根屈筋：负责手腕关节屈伸（手腕关节往手掌方向弯曲的动作）、尺屈（手腕关节往小指方向弯曲的动作）的上肢肌肉。

桡骨　　　　　尺骨

图2-1-1　手腕结构图

这些神经、肌腱、韧带和肌肉，由不同血管供血。手部的神经与血管同是起源于颈部深部，从颈部出发通过上臂与前臂。如果手腕每天都做大量的重复性动作，组织结构就容易受到损伤。如果再有颈肩部姿势异常，比如头部前倾、肩部向前等常见的姿势，让这些与手腕密切相关的肌肉、神经和血管长期处在不良的姿势（也就是不能最放松的位置）中，日积月累，手腕部疼痛、麻木、酸胀随之而来，严重时就会出现手指屈伸费力、不能拿重东西，甚至握不住东西。

引起腕部疼痛的原因不同，表现也因人而异，但可以应用3A姿势诊断找到病因，再针对病因采取相应措施，从而使病人摆脱烦恼。

针对手腕痛的3A姿势诊断

3A评估中与腕部相关的一项或者多项，结合症状，就能明确诊断患有由长期姿势问题引起的手腕部疼痛。手腕痛的3A姿势诊断重点在于头部与肩部位置。

冠状轴：身体躯干有旋转，身体左右侧不在一个冠状面上，身体左侧或者右侧向前旋转。

水平轴：两侧肩膀不一样高。

矢状轴：头部向前伸，耳肩线呈倾斜状。

痛点：在前臂掌侧的桡侧腕屈肌、尺侧腕屈肌及掌长肌通常可触及痛点（图2-1-2）。

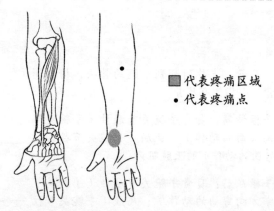

■ 代表疼痛区域
• 代表疼痛点

图2-1-2　手腕痛的痛点和疼痛区域

应该说，偶尔地因为工作或者生活需要而使身体偏离3A姿势，没有让身体的冠状轴、水平轴和矢状轴处在正确位置，特别是手腕这种非常灵活的部位，我们并不会感觉到不适。但是手腕和与之相关的头部和颈、肩，长期、习惯性地姿势偏离，就会让这些部位的神经、肌肉、血管、肌腱甚至骨头承受过重的负担，当这种持续不断的负担造成了一定的损害，主观上，人就会感觉到手腕的疼痛或者不适。

手腕痛发生在特定的人群，医学上属于难以根治的"顽症"。为什么？

因为引起疼痛的原因没有祛除，现有的医学手段基本上就是治标不治本了。所以，矫正不良姿势，改变不良习惯，让与手腕相关的各个结构回复到自然、放松的姿势，才可以从根本上祛除让人烦恼的手腕痛了。

3A姿势治疗

1. 最有效动作

因为手腕痛常见于手和前臂多角度、多次重复运动的人群，主要的原因在于重复性运动导致腕部和前臂肌肉张力比较高，引起慢性肌腱炎和神经受压。所以缓解疼痛的最主要方法就是把神经受压这个问题解决掉，我推荐的最有效动作就是手臂环绕式（图2-1-3）。

直立吸气，双脚与肩同宽，呼气，手臂与地面水平伸直，拇指垂直于四指，四指屈曲；再次吸气，以肩关节为中心点，带动上臂和前臂，延展到双手，呼气，从前向后划圈30次；再次吸气，延展脊柱，再次呼吸，向相反方向划圈30次。

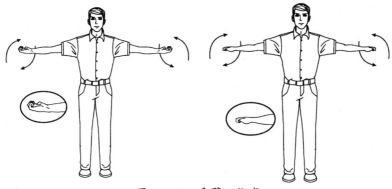

图2-1-3　手臂环绕式

手臂绕环式采用站立位置，身体的肩、髋、膝、踝关节在一条直线上排列，身体恢复中正位置。双手臂伸直，四指屈曲，拇指向外，手臂的屈肌和伸肌群处于平衡状态，通过顺时针与逆时针旋转，对于手臂的伸肌群和屈肌群都进行了拉伸，重新恢复肌肉的功能，减少肌肉高张力和劳损；双臂与肩平齐，将保持肩胛骨在正常位置，通过运动，建立肩关节与手臂、手腕的正常解剖位置，减轻圆肩和减少神经受压几率，从而缓解疼痛。

手腕痛的病人在第一次做完这个动作基本会感到腕部放松及肩部舒畅。日常坚持本节后面给出的全套动作练习可达到根治的效果。

2. 坐姿调整

在坐位时，身体要挺直，上身不要倾斜，头部不要前伸；双腿不要交叉，保持双脚与肩同宽，脚趾伸向正前方。当做手腕部重复动作时每30分钟要休息一次，或者进行手臂环绕式锻炼。

3. 深部按摩

在前臂桡侧肌肉痛点处，给予深部按揉或者物理治疗。

几乎每个手腕痛病人都能找到确切的原因，如长时间敲打键盘、经常打麻将、打牌、织毛衣、装卸货物、纺织工穿梭等等。这些人多数不注意工作与生活中的姿势健康。

前面提到的病人经3A评估，发现其颈部不自觉偏向左侧、身体头部前倾、轻度驼背，有明显的骨盆前倾及外八字脚，坐着时，双腿不自主的交叉。左颈肩部斜方肌处、前臂桡侧肌肉及手部大鱼际有明显压痛，且已经出现了条索和结节。

我告诉她痛苦的主要来源是因为姿势不正以及长期劳损引起的神经及手腕部肌腱损伤，如果再继续发展，可能要做手术了。

首先我建议她改变坐姿，养成双脚与肩同宽、双脚伸向前方的坐姿；不要双腿交叉（双腿交叉会使骨盆承受的力量增加）；身体坐直，避免驼背及头部过度前倾。然后，在纠正姿势的同时坚持每天练习整套动作。工作时每隔30分钟，就要练习手臂环绕式及肘部开合式。

1个月后她来门诊复查，心情非常愉快。自按照我的建议规范自己的坐姿并坚持锻炼以来，手腕疼痛不知不觉就消失了。她还把这种运动方法教给办公室同事，大家都感觉不错。现在手臂环绕式及肘部开合式已经变成了她们办公室的工间操了……

其实很多疾病都是由不良习惯引起的，不良的姿势只是其中一方面。心理学巨匠威廉·詹姆士说："播下一个行动，收获一种习惯；播下一种习惯，收获一种性格；播下一种性格，收获一种命运。"好的习惯会改变人的一生。那么同样道理，只要坚持改掉自己的坏习惯，你也会收获健康的人生。

表2-1 手腕痛3A姿势疗法日常练习方案

动作名称	练习方法	时间(分钟)	重复次数
仰卧单侧直角式	仰卧于地面,借助模具,大腿与小腿、大腿与躯干垂直,脚与小腿垂直,对侧腿放在地面,用海绵块在旁做支撑。吸气,延展脊柱,呼气,双手自然打开45度,放平于地面,掌心向上。保持15分钟,重复另一侧。	30	1
手臂环绕式	直立吸气,双脚与肩同宽,呼气,手臂与地面水平伸直,拇指垂直于四指,四指屈曲;再次吸气,以肩关节为中心点,带动上臂和前臂,延展到双手,呼气,从前向后划圈30次;再次吸气,延展脊柱,再次呼吸,向相反方向打圈30次。	不限	30
肘部开合式	吸气,延展脊柱,呼气,双手掌关节屈曲,拇指向下方指向肩关节,放在太阳穴上。再次吸气,双肘靠拢;呼气,打开肘部。每个动作做30次。	不限	30
钟表式	找一墙面,做镜面练习。吸气,延展脊柱,呼气,双脚打开,双手展开、靠于墙壁,与地面水平;再次吸气,延展脊柱,呼气,以腰部(骶尾骨)为节点,上提与手臂同时在镜面上旋转30度,保持静止30秒;吸气,上体缓缓回正,呼气向相反方向。	1	1
幻椅式	找一墙面,双脚打开与肩同宽,足跟与墙距离一大腿长。吸气,延展脊柱,呼气,双手缓缓放于墙面,身体背部靠墙,缓缓向下,大小腿呈直角,大腿与躯干成直角。保持2分钟。	2	1

第二节　颈部疼痛

易患人群

1.头部经常呈前倾姿势，如低头使用电脑、手机，长时间向前探头等；

2.以固定姿势长时间工作，如白领、IT人士等；

3.长时间坐着、缺乏运动者。

症状诊断

1.颈肩部经常感到酸痛、有压迫感，肌肉感觉非常紧张；

2.经常落枕，晨起后头部不能自由转动，活动后颈部疼痛；

3.吹空调或者着凉后背部酸麻胀痛；

4.颈肩部不适，向手臂或者手部放散，手臂麻木、酸痛；

5.颈肩部肌肉有异常疼痛点，触碰后出现剧烈疼痛。

符合易患人群中的一项及症状诊断中的一项即表明需要进行3A姿势保健。

一位男病人，37岁，是资深的软件工程师，最近两年来深受右侧颈肩部疼痛困扰。数年前在一次受凉后，出现右侧颈肩部酸痛，脖子有时甚至都不敢转动。后来逐渐出现了头晕、注意力不集中，晚上翻身时颈肩部也疼得厉害。这位先生先后接受过局部按摩、理疗、拔火罐等治疗。治疗后能够缓解，但3～5天后疼痛症状又再次出现，他感到非常痛苦。

像前面的这位先生一样，颈部不舒服、肩膀疼痛是困扰很多人的顽疾。一觉醒来，脖子不能动了；在单位吹了一天空调，晚上回家发现肩部疼得要命，不敢活动。人类步入现代社会以来，疾病谱发生了明显变化。

上世纪最常见的疾病是传染病，但近20年癌症、糖尿病、高血压病、脑血管疾病等慢性病成为疾病的主流。多年以前颈部疼痛主要见于中年人，而现在很多年轻人也加入了颈痛大军中。主要原因是人们生活方式的变化。出门坐车、运动量急剧减少，肌肉得不到充分的锻炼，功能退化；经常低头使用电脑、躺在床上看电视、低头看书，办公设施不符合人体工程学特点，造成颈肩部肌肉慢性劳损；为了抵抗炎热的气候，很多办公室有空调、开放冷气，冷气长时间吹在颈肩部，局部肌肉受寒，寒邪瘀滞形成局部肌肉痉挛、疼痛，诱发了颈肩痛。

颈部疼痛的原因

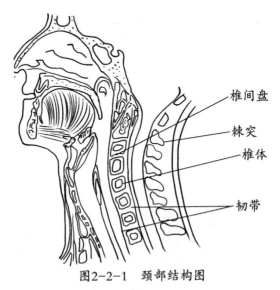

图2-2-1　颈部结构图

　　颈部是脊柱中活动最灵活的部位，由7节颈椎连接而成（图2-2-1）。颈部的肌肉分为颈部腹侧肌肉和背部肌肉。7块颈椎间有14个关节突关节、5对钩椎关节及多个神经及其支配的肌肉和韧带。颈椎间盘吸收脊柱轴向压力，起着"震荡保护器"的作用。这些关节、关节滑膜的炎症、椎间盘变性或者纤维环撕裂都能引起严重的的颈部局部疼痛。

　　人的颈部结构包括了骨骼、韧带、肌肉、血管和神经组成，这些结构的损伤均能引起颈部疼痛，如退行性骨关节炎、肌肉韧带的炎性疾病、血管功能不全、神经卡压等。除此之外，颈肩部与我们的眼、耳、口、鼻相互联系，颈部在一般的运动中也发挥作用，点头、转头、微笑、握手，这些部位的受损同样能引起颈肩部疼痛或者不适。其他引起颈肩部疼痛的原因还包括膈肌痉挛、高血压、心肌梗死或者颞下颌关节紊乱。

针对颈部疼痛的3A姿势诊断

3A评估中与颈部相关的一项或者多项，结合症状诊断中的项目，就能明确诊断患有由长期姿势问题引起的颈部疼痛。颈部疼痛的3A评估重点是头部与肩部。

冠状轴：身体躯干有旋转，身体左右侧不在一个冠状面上，身体左侧或者右侧向前旋转。

水平轴：两侧肩膀不一样高，头部向一侧偏斜。

矢状轴：头部向前伸，耳肩线呈倾斜状。骨盆前倾、膝关节过伸或者屈曲。

痛点：在肩部肩胛提肌、斜方肌、枕下肌群和三角肌处可以触及痛点（图2-2-2）。

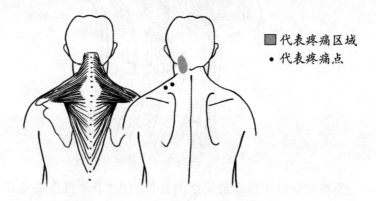

■ 代表疼痛区域
● 代表疼痛点

图2-2-2 颈部疼痛的痛点和疼痛区域

颈部和与之相关的头部和肩部长期、习惯性的姿势偏离，就会让这些部位的神经、肌肉、血管、肌腱甚至骨头承受过重的负担，当这种持续不断的负担造成了一定的损害，主观上，人也会感觉到颈部的疼痛或者不适。

一旦出现了颈肩痛，重点要看一下疼痛是偶尔还是经常发生。远离颈肩痛，需要从坐卧行走等几方面进行矫正。3A姿势治疗的目的是通过练习，快速缓解颈部疼痛症状，消除不良姿势，彻底远离疼痛。

3A姿势治疗

1. 最有效的动作

颈部周围肌肉纤细，对颈椎保护作用弱。同时颈椎承托着头部的全部重量。颈肩部肌肉在保持一个固定姿势30分钟后，就会因为长时间的牵拉引起局部肌肉组织出现液体渗出，久而久之将形成慢性劳损。如果劳损持续存在，就会出现慢性颈肩痛的症状。比如，很多人在玩电脑游戏时，颈肩部一直处于紧张状态。因为全神贯注而丝毫不会感觉到不舒服，但1个小时后，颈肩部会有酸痛的感觉。这就是一种慢性劳损。应对慢性劳损的问题，我推荐的最有效动作是仰卧直角式（图2-2-3）。

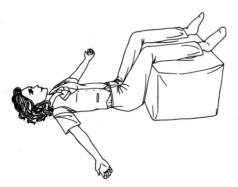

仰卧于地面，借助模具，大腿与小腿、大腿与躯干垂直，双脚与小腿垂直。吸气，延展脊柱，呼气，双手自然打开45度，放平于地面，掌心向上。保持5分钟。

图2-2-3 仰卧直角式

仰卧直角式通过平卧，消除了站立时重力对于人体的影响，且利用重力，在大腿与小腿、大腿与躯干成90度的位置，将人体肩、髋、膝、踝等负重关节恢复运动时直角的力学关系，减少了骨盆和身体旋转，恢复了正常解剖位置；让肩胛骨回位，减少了肩胛提肌、斜方肌和枕下肌群的牵拉和张力，从而减少了局部神经受刺激，起到了缓解疼痛的目的。

颈部疼痛病人通过这个动作的练习，调整因头部前伸等姿势异常所致颈部位置不正和肩关节下垂问题，缓解枕下肌群、肩胛提肌与斜方肌持续受牵拉所造成肌肉劳损，从根本上让颈椎周围的关节、韧带、滑膜、神经及肌肉回复到自然、放松的状态。坚持本小节所给出的全套动作，可达到根治效果。

2.坐姿调整

在坐位时，上身要挺直，双脚与肩同宽，伸向前方；使用电脑时应双眼平视略向前方；站立时双脚平行分开，与肩同宽；不要单腿站立（避免身体重量压向一侧）。

当颈部固定姿势或伏案工作30分钟应休息一下，或者进行仰卧直角式锻炼，活动颈肩部肌肉。

3. 深部按摩

颈肩痛通常在斜方肌、枕下肌群等部位有痛点，找到后按揉，颈肩痛会有所减轻。

4. 其他辅助治疗

晚上可以在家中使用艾灸或者理疗照射颈肩部驱寒。

颈肩部受寒是颈肩痛发生的重要原因。避免冷气或者空调直接吹颈肩部；如果不能避开，可使用披肩抵抗寒风。

通过3A评估，我发现前面这位男病人的发病症结所在。他坐着时头部前伸，习惯性地跷"二郎腿"，并有些驼背。他的头部前伸，加上长时间坐着，活动量很少，颈肩部肌肉得不到充分的运动锻炼，就形成了慢性劳损。其实，解决他的问题很简单，纠正坐姿，同时坚持3A疗法。

在诊室里，我指导他做了第一次练习，虽然很多动作都不到位，但他立即感到后背部和颈部有种久违的轻松感，酸痛也明显减轻了。他十分激动，没想到无比困扰他的颈肩痛竟然被几个简单的动作降服了。大概1个多月后，他来复查时激动地告诉我，这段时间他时刻注意自己的坐姿并每天做练习后，颈肩部已经基本不疼了。他的家人都觉得非常神奇。

研究姿势和体态对健康的影响多年，我的体会是当身体出现不适后，我们首先要内省，从自身找原因。我们的生活方式、生活习惯、饮食、心态和情绪与原有的、健康的、规律的生活、工作有什么不同。是不是运动过少？是不是喜欢吹冷气？是不是喜欢低头工作？是不是办公室的桌子、电脑屏幕太低了等等。很多时候，身体的问题从自身都可以找到原因。找到原因，问题也就解决了一半。

西方医学之父希波克拉底说过"最好的医生是自己的身体"，我觉得很有道理。用正确的姿势治疗身体，通过身体的动作纠正疾病，这不就是最好的处方吗？

表2-2 颈部疼痛3A姿势疗法日常练习方案

动作名称	练习方法	时间(分钟)	重复次数
仰卧直角式	仰卧于地面，借助模具，大腿与小腿、大腿与躯干垂直，双脚与小腿垂直。吸气，延展脊柱，呼气，双手自然打开45度，放平于地面，掌心向上。保持5分钟。	5	1
靠墙式	找一墙面，双脚打开，与肩同宽，身体靠于墙壁，后脑、双肩、臀部、双腿及脚跟靠墙，吸气，延展脊柱，呼气，收缩全身肌肉，再次吸气放松，重复动作。保持2分钟。	2	1
仰卧靠墙式	仰卧于地面，双腿竖直靠于墙面，双脚与肩同宽，吸气，延展脊柱，呼气，脚尖下钩，找寻地面。保持2分钟。	2	1
坐位靠墙式	后背靠于墙面，双腿伸直，与肩同宽，双手放在大腿之上，掌心向上。吸气，延展脊柱，肩胛骨内收，呼气，脚尖回钩。保持3分钟。	3	1
仰卧蛙式	仰卧于地面，吸气，延展脊柱，双手打开45度，自然放松；呼气，屈双膝，双脚并拢，缓慢双膝打开，找寻地面，双脚掌自然相对。保持2分钟。	2	1
幻椅式	找一墙面，双脚打开与肩同宽，足跟与墙距离一大腿长度。吸气，延展脊柱，呼气，双手缓缓放于墙面，身体背部靠墙，缓缓向下，大小腿呈直角，大腿与躯干成直角。保持2分钟。	2	1

第三节 肩膀痛

易患人群

1.以固定姿势长时间工作并且很少运动的人，如白领、IT人士等；

2.肩部需要经常负重的人；

3.长期伏案工作的人，如长时间使用计算机、办公室工作人员等；

4.颈肩部经常受凉，比如经常吹空调、户外工作等。

症状诊断

1.肩膀周围疼痛，缓慢进展，夜间疼痛加重，部位较深，按压可能减轻。肩周炎左侧多于右侧；

2.肩关节活动受限，提裤、扎腰带、梳头、摸背、穿衣脱衣等动作都受影响；

3.疼痛可能向胳膊内侧、外侧及颈部放射；

4.肩膀周围有多个压痛点，能够触摸到硬性条索。

符合易患人群中的一项及症状诊断中的一项即表明需要进行3A姿势保健。

很多四五十岁的朋友会突然出现了肩膀疼痛，夜不能寐，按摩、拔罐都不管用。过了两三年，有些人肩膀疼痛慢慢好了，但有些人更加严重了。这些就是人们常说的肩周炎所引起的肩膀疼痛。

我的一位女同事，48岁，在医院护理部工作。她每天在办公室工作，日常生活中很少运动。大约两年前，她因为肩部疼痛被确诊为肩周炎，每天晚上入睡后，经常因左侧肩膀疼痛而醒来。颈椎X线片和肩关节的MRI检查，提示肩关节周围肌肉损伤性改变，关节腔内有积液。

自从确诊为肩周炎后，她做过按摩、针灸，拔过火罐，贴过药膏，并忍着巨大的痛苦每天做爬墙练习，但效果一直不理想。最后北京一家权威医院骨科给出方案，建议她做关节镜治疗。由于担心手术风险，经同事的推荐来到我的门诊。

随着现代生活方式的改变，人们运动量明显减少，尤其是肩关节的某些运动几乎没有了。全方位的肌肉和骨骼运动是维持健康的重要基础，只有通过运动锻炼才能保持肌肉的功能。45岁以上的人，肌纤维会发生变化，肌肉总量减少；如果运动不足，长期慢性劳损，就会出现肌肉损伤的表现。肩关节的运动范围在人体关节中是最大的，但在现实生活中，很多人的手臂很少举过头顶，肩关节越来越退化，就连举个空箱子都很费劲。这些都与肩关节上举功能弱化、引起的肌肉损伤有关。

这就是为什么肩膀疼痛成为医学上一种常见的"顽症"。因为引起疼痛的根本原因没有祛除，现有的医学手段基本上就是治标不治本了。所以，矫正不良姿势，改变不良习惯，让与肩膀相关的各个结构回到自然、放松的状态，就可以从根本上祛除让人烦恼的肩膀疼痛了。

肩膀痛的原因

要了解肩膀痛的原因，首先要熟悉肩部的解剖结构（图2-3-1）。肩部连接上肢与躯干，是上肢功能活动的基础。肩关节由胸骨上端、肩胛骨、锁骨、肋骨及肱骨上端连接，包括胸锁、肩锁、盂肱和肩胛胸壁关节、肩峰下关节，是人体活动范围最大的部位。有数十条肌肉参与肩关节的活动，同时肩关节周围有很多肌肉，通过肩部走向上臂。在肌肉与关节之间有很多关节囊。肩关节可以完成上举、下压、外展、内收、旋转等多个方向的运动。

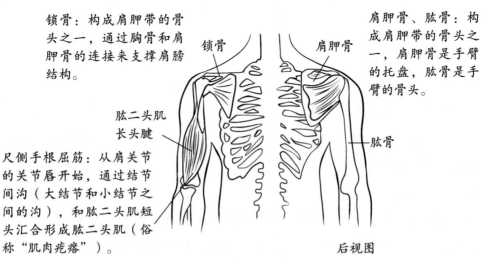

锁骨：构成肩胛带的骨头之一，通过胸骨和肩胛骨的连接来支撑肩膀结构。

肩胛骨、肱骨：构成肩胛带的骨头之一，肩胛骨是手臂的托盘，肱骨是手臂的骨头。

肱二头肌长头腱

尺侧手根屈筋：从肩关节的关节唇开始，通过结节间沟（大结节和小结节之间的沟），和肱二头肌短头汇合形成肱二头肌（俗称"肌肉疙瘩"）。

锁骨

肩胛骨

肱骨

后视图

图2-3-1　肩部结构图

肩关节活动度大，容易受损。同时，肩关节周围有众多的肌肉、韧带附着，这些结构的慢性劳损能诱发肩部疼痛和功能障碍。

引起肩部疼痛的原因不同，表现也因人而异，应用3A姿势评估体系找到病因，再针对病因进行相应的矫正，让我们远离肩周炎和肩膀疼痛。

针对肩膀痛的3A姿势诊断

　　3A评估中与肩部相关的一项或者多项，结合症状诊断中的项目，就能明确诊断患有由长期姿势问题引起的肩膀疼痛。肩膀痛的3A评估重点是肩部。

　　冠状轴：身体躯干有旋转，身体左右侧不在一个冠状面上，身体左侧或者右侧向前旋转。双侧肩膀向前突出。

　　水平轴：两侧肩膀不一样高，两侧骨盆不一样高。

　　矢状轴：头部向前伸，耳肩线呈倾斜状；骨盆前倾。

　　痛点：通常在上背部的肌肉，如斜方肌、菱形肌、上后锯肌等位置，可触及疼痛区域（图2-3-2）。

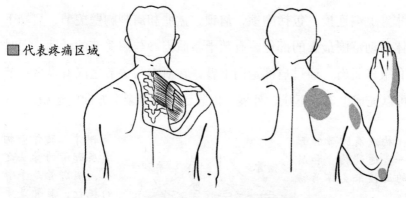

■代表疼痛区域

图2-3-2　肩膀痛的疼痛区域

　　肩膀疼痛的发生与姿势不正有密切的关系。在工作中，经常发现肩膀疼痛的病人有头部向前及肩膀向前（圆肩）的情况发生。肩部的肌肉多与颈部相连，在头部前伸时，有些肌肉被拉长，有些肌肉被缩短，这两种情况都会影响肌肉的功能。同时，现代化的生活方式中，人们的肩部运动被限制在很小的范围内，比如上举、背伸等动作很多人很久都没有做过，这些与肩关节运动相关的肌肉长期不动，废用性功能下降，肌肉代谢减慢，加上年龄的因素，就会诱发肩周炎。

肩部经常做重复性运动的人，肩膀也容易出现问题。有些肌肉长时间使用，处于功能不平衡状态。如果不进行恢复性运动训练，时间一久，就会形成劳损，成为肩膀疼痛的发生基础。

3A姿势治疗

1. 最有效动作

肩部疼痛的发生与肩胛骨和肩关节位置异常有关，在头部前伸、驼背等姿势下，肩胛提肌、斜方肌、大圆肌、冈上肌等肌肉持续受到牵拉，时间长了将导致肌肉损伤，形成慢性劳损，刺激神经而导致疼痛。所以，缓解慢性劳损的重点是解决肩关节运动导致的神经受压和肌肉损伤，我推荐的最有效动作是肘部开合式（图2-3-3）。

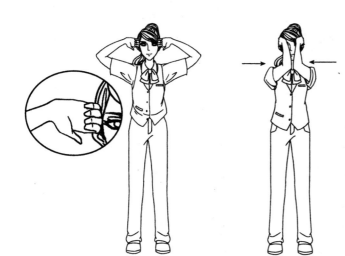

吸气，延展脊柱；呼气，双手掌关节屈曲，拇指向下方指向肩关节，放在太阳穴上。再次吸气，双肘靠拢；呼气，打开肘部。每个动作做30次。

图2-3-3　肘部开合式

肘部开合式可以将肩胛骨恢复到正常位置，将肩关节上举，消除了肩胛提肌、斜方肌等肌肉的牵拉，通过肩关节内收和外展动作，使冈上肌、大圆肌等肌肉得到充分拉伸和锻炼，恢复了肩胛骨位置。通过特殊的站立位置，恢复了肩、髋、膝、踝关节的正常排列，从而缓解肩部疼痛。

2. 坐姿调整

在坐位时，身体要挺直，上身不要倾斜，头部不要前伸；双腿不要交叉或跷"二郎腿"；保持双脚与肩同宽，脚趾伸向正前方。

每次做重复动作30分钟或者工作时间超过30分钟就应该休息一下，或者通过肘部开合式进行锻炼。

3. 深部按摩

寻找肩膀疼痛敏感点，进行深部按揉，缓解局部疲劳，促进血液循环。

前面所述的同事情况正是如此。3A评估的结果显示，她的颈部不自觉偏向左侧，左颈肩部斜方肌处、肩关节外侧及肩峰处有明显压痛。头部前伸、左侧肩膀较右侧抬高，轻度驼背、明显的骨盆前倾及左脚呈现轻度外偏，膝关节屈曲。

相关的检查发现，她已经出现了肌肉的条索和结节。MRI检查显示关节腔有积液，说明病情重，已经有明显的肌肉和肌腱的炎症及粘连。

我向这位同事讲解了她的痛苦原因是姿势不正引起了肩关节周围肌肉和韧带的损伤，已经出现明显的炎症反应，并且肌肉已经有粘连。如果继续发展，就需要做手术了。

由于她的病痛源自姿势不良及长期缺乏运动，矫治也需通过调整姿势，设计合理的运动动作，以改善肌肉情况，解除疼痛。

我首先建议她改变坐姿，养成双脚与肩同宽、双脚伸向前方的坐姿；不要双腿交叉，因为双腿交叉会使骨盆承受的力量增加；身体坐直，避免驼背及头部过度前倾。

在纠正不良姿势的同时，我还教会她每天自己按摩痛点10次左右，每次1分钟。每天坚持练习整套动作，每套30分钟。

这位同事按照我教她的练习方法坚持了2个月。来复查时，她的肩膀疼痛基本缓解，肩关节活动范围与正常人接近。她自己非常满意，并表示以后要坚持训练。

生活方式对健康影响巨大，而健康是快乐生活的基石。为了更美好的生活，让我们的身体动起来吧！

表2-3 肩膀痛3A姿势保健日常练习方案

动作名称	练习方法	时间 (分钟)	重复 次数
手臂环绕式	直立吸气，双脚与肩同宽，呼气，手臂与地面水平伸直，拇指垂直于四指，四指屈曲；再次吸气，以肩关节为中心点，带动上臂和前臂，延展到双手，呼气，从前向后划圈30次；再次吸气，延展脊柱，再次呼吸，向相反方向划圈30次。	不限	60
肘部开合式	吸气，延展脊柱，呼气，双手掌关节屈曲，拇指向下方指向肩关节，放在太阳穴上。再次吸气，双肘靠拢；呼气，打开肘部。每个动作做30次。	不限	60
绕肩式	吸气，延展脊柱；呼气，颈部放松，双肩向前、向下、向后、向上转动30次；再次吸气，延展脊柱；呼气，双肩向上、向后、向下、向前转动30次。	不限	60
收臀式	双脚打开与肩同宽，目视前方，双手自然放在身体两侧。吸气，延展脊柱，呼气，双臀向内侧挤压收缩，吸气，放松臀部。重复动作60次。	不限	60
靠墙式	找一墙面，双脚打开，与肩同宽，身体靠于墙壁，后脑、双肩、臀部、双腿及脚跟靠墙，吸气，延展脊柱，呼气，收缩全身肌肉，再次吸气放松。重复动作，保持2分钟。	2	1
垫枕仰卧直角式	仰卧于地面，借助模具，大腿与小腿、大腿与躯干垂直，脚与小腿垂直，对侧腿放在地面，用海绵块在旁做支撑，颈部和腰部放置软枕。吸气，延展脊柱，呼气，双手自然打开，与身体垂直，放平于地面，掌心向上。保持15分钟，重复另一侧。	30	1

第四节　肘部疼痛

易患人群

　　1.肘部和腕部活动过多者，如经常打高尔夫球、网球、矿工、运动员、手工挖掘工作者等；

　　2.前臂经常运动或者劳动者；

　　3.前臂受过伤的人；

　　4.肘关节受伤后关节伸直受影响的人。

症状诊断

　　1.肘部外侧或者内侧酸胀，用力时出现、休息时消失；

　　2.肘部活动时疼痛加重，表现为疼痛与钝痛；

　　3.肘部疼痛可向前臂、上臂放射；

　　4.手拿东西无力，在提东西、拧毛巾或者扫地时诱发疼痛或者加重疼痛。

　　符合易患人群中的一项及症状诊断中的一项即表明需要进行3A姿势保健。

　　一位男病人，45岁，是销售精英。年轻时因为打球导致左侧肘关节受伤，自那儿之后肘部不能完全伸直，最多能伸到160度左右。他现在工作之余也打打网球。近半年来，他出现肘部疼痛，而且越来越重。拍了肘关节X线片，提示原有骨损伤，但没有新的问题。自肘部疼痛出现后，这位病人想尽了办法，贴药膏、理疗等传统方法都试过了，但效果都不理想，拎东西时肘部疼痛更重了。

　　像这位男病人一样爱好运动、尤其是喜欢打高尔夫球或者网球的朋友，在打球一段时间后非常可能出现肘部疼痛。这种运动相关的肘部疼痛，与肘关节周围的肌肉、韧带损伤关系密切。为什么会出现肘部肌肉和韧带的损伤？是否能预防呢？只要了解肘部疼痛发生的原因，改善姿势，调整肩、肘、腕三者的平衡，这些疼痛就可防可治。

肘部疼痛的原因

　　人的手臂由肱骨、尺骨和桡骨所组成。肘关节位于桡骨和尺骨上端、肱骨下端，由肱尺关节和肱桡关节构成（图2-4-1）。

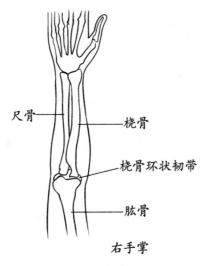

图2-4-1　肘部结构

　　打网球时的肘部运动容易引起韧带、筋膜、肌腱的扭伤与撕裂，尤其在肘关节不能自由伸屈时，肘部骨骼与肌肉、韧带的关系发生了改变。肘部的重复性动作引起的慢性劳损、韧带附着点的撕裂时均可引起局部肌腱、骨膜的炎症，导致肘关节疼痛。

　　人体姿势异常常表现为肩部旋转，肩膀明显向前和骨盆前倾。在这种姿势下，肩部肌肉功能下降。通常情况下，在肘部和腕部运动时，需要肩部，甚至臀部和躯干的协助。正常人系鞋带时，要弯腰，手部伸向鞋的位置，而不是将脚抬起伸向手臂。但是，当肩部、臀部及躯干功能障碍时，我们的肘部和腕部运动不能得到肩关节、臀部和躯干的协助，无形中增加了肘部和腕部肌肉抬举、推拉等工作量，这种情况在经常使用肘部运动的人中更为常见。长期的肘部和腕部的过度屈曲和伸展运动，引起了肌肉起止点处发炎、肿胀，就形成了网球肘和高尔夫肘。

针对肘部疼痛的3A姿势诊断

　　3A评估中与肘部相关的一项或者多项，结合症状诊断中的项目，就能明确诊断患有由长期姿势问题引起的肘部疼痛。肘部疼痛的3A评估重点是肘关节和腕关节。

　　冠状轴：身体躯干有旋转，身体左右侧不在一个冠状面上，身体左侧或者右侧向前旋转。双侧肩膀向前突出。

　　水平轴：两侧肩膀不一样高，两侧骨盆不一样高。

　　矢状轴：头部向前伸，耳肩线呈倾斜状；骨盆前倾。

　　痛点：在肘部的桡侧腕长伸肌、桡侧腕长屈肌、尺侧腕长伸肌、尺侧腕短伸肌等起始位置部位可以触及痛点（图2-4-2）。

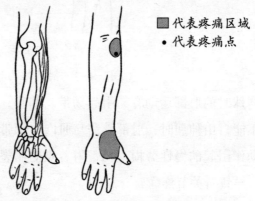

　　■代表疼痛区域
　　•代表疼痛点

图2-4-2　肘部疼痛的痛点和疼痛区域

　　肘部疼痛成为很多人，尤其喜爱运动（如高尔夫、网球运动）的朋友的一种常见"顽症"。为什么？因为现有的医学手段基本上是对症治疗，所以引起肘部疼痛的根本原因并没有祛除。矫正不良姿势，改变不良习惯，让与肘部相关的各个结构回复到自然、放松的姿势，就可以从根本上祛除让人烦恼的肘部疼痛了。

3A姿势治疗

1. 最有效动作

　　肘部是手腕的屈肌肌群和伸肌肌群的起始位置，有多条神经行经肘部。肘部疼痛主要源于长期重复性运动对于屈肌群及伸肌群在肘关节处起始位置的劳损。长期重复性动作，引起肌肉肿胀、局部炎症和神经受刺激，形成了的疼痛原因。解决这一问题须要减少对神经的不良刺激，我推荐的最有效动作是墙面钟摆式（图2-4-3）。

吸气，延展脊柱，跪立于墙面，双膝打开与肩同宽，脚尖并拢，足跟分开；呼气，双手握拳拇指伸直，双臂伸直与地面水平，拇指外展，静止1分钟；再次吸气，延展脊柱，呼气，手臂向上45度静止于墙面1分钟；吸气，双臂继续向上45度垂直于地面，静止1分钟，呼气，调息，双手自然回位。

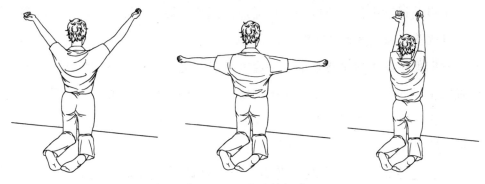

图2-4-3 墙面钟摆式

墙面钟摆式首先将消除了肩关节周围肌肉不平衡对于肩部位置的影响，尤其在手臂外旋情况下，对于屈肌和伸肌都是很好的拉伸和锻炼，可减轻肌肉水肿和神经受刺激，缓解疼痛。

2. 坐姿调整

在坐位时，身体要挺直，上身不要倾斜，头部不要前伸；双腿不要交叉，或跷"二郎腿"；保持双脚与肩同宽，脚趾伸向正前方。

当重复肘部屈伸动作或做运动时需每半小时休息1次，或者进行墙面钟摆式锻炼。

3. 深部按摩

寻找肘部疼痛敏感点，进行深部按揉，缓解局部疲劳，促进血液循环。

偶尔地因为工作或者生活需要而使身体偏离3A姿势，没有让身体的冠状轴、水平轴和矢状轴处在正确位置，特别是肘关节这样经常做屈伸动作的关节，我们并不能感觉到不适。但是肘部与肩膀、手腕运动关系密切。长时间习惯性的姿势偏离，就会让这些部位的神经、肌肉、血管、肌腱甚至骨头承受过重的负担，这种持续不断的负担给人带来了一定的损害。在主观上，这些人也会感觉到肘部的疼痛或者不适。

我给本节开始时提到的这位病人做了3A评估，发现他的头部向左侧偏曲，肘关节内侧有明显压痛点。头部前伸，左侧肩膀较右侧抬高，轻度驼背、轻度骨盆前倾及双脚呈现轻度外八字。其他相应的检查也发现肌肉压痛点明显，说明局部肌肉和肌腱有明显的的炎症及粘连。这位病人的病痛源自姿势不良及运动损伤，所以矫治也需通过调整姿势，设计合理的动作练习方案，以改善肌肉状况，解除疼痛。

我向他讲解了肘部疼痛的主要原因是肘部受伤后，骨骼、肌肉与韧带的位置发生了变化，同时日常不正确的姿势与运动引起了肘关节周围肌肉和韧带的损伤。目前他的肘关节已经出现明显的炎症反应，肌肉已经有粘连。如果再继续发展，可能需要做手术治疗了。

我首先建议这位病人改变坐姿，养成双脚与肩同宽、双脚伸向前方的坐姿；不要双腿交叉，因为双腿交叉会使骨盆承受的力量增加；身体坐直，避免驼背及头部过度前伸。在端正了坐姿后，他立即感到一股来自肩部的拉力。原来这个病人因为平时坐姿不正确导致肩部力学结构已经改变。我叮嘱他一定把正确的坐姿坚持下去。

在纠正不良姿势的同时，我还建议他每天自己按摩痛点10次左右，每次1分钟就可以。每天坚持练习整套动作，每套30分钟。

打高尔夫球、网球之前，需要做热身运动；在运动后进行恢复性运动练习。

半个月后这位病人来到门诊复查，他对治疗结果非常满意：肘部疼痛已经明显减轻了，遗憾的是肘关节活动范围仍没有明显变化。我嘱他继续坚持整套动作的练习，相信假以时日他的顽疾必能康复。

掌握科学的知识，在专业人员的指导下，健康不再是距离，梦想就在前方。健康的体魄，让你拥有充实而精彩的生活！

表2-4 肘部疼痛3A姿势疗法日常练习方案

动作名称	练习方法	时间 (分钟)	重复 次数
仰卧直角式	仰卧于地面，借助模具，大腿与小腿、大腿与躯干垂直，双脚与小腿垂直。吸气，延展脊柱，呼气，双手自然打开45度，放平于地面，掌心向上。保持5分钟。	5	1
猫式	双膝打开，与肩同宽，双手放于地面，手臂伸直。吸气，延展脊背，呼气，低头，肩胛骨内收，腰部向下，臀部上翘。保持2分钟。	2	1
墙面钟摆式	吸气，延展脊柱，跪立于墙面，双膝打开与肩同宽，脚尖并拢，足跟分开；呼气，双手握拳拇指伸直，双臂伸直与地面水平，拇指外展，静止1分钟；再次吸气，延展脊柱，呼气，手臂向上45度静止于墙面1分钟；吸气，双臂继续向上45度垂直于地面，静止1分钟，呼气，调息，双手自然回位。	不限	3
辅助幻椅式	双手搭在墙壁，与地面水平，屈双膝，与肩同宽，大腿与小腿、大腿与躯干、小腿与足分别呈90度，吸气，延展脊柱，呼气，臀部上提，腰部向前推送，力量向下。保持1分钟。	1	1
垂直站立式	双脚放在辅具上，双手搭在墙面，吸气，延展脊柱，呼气，重心向下，直贯足跟。保持3分钟。	3	1

73

第五节 腰 痛

易患人群

1.以固定姿势长时间坐着工作并且很少运动的人，如白领、IT人士、司机等；

2.经常需要弯腰工作的人，如体力劳动者、搬运工；

3.腰部经常受寒的人；

4.经常穿高跟鞋的人；

5.孕妇。

症状诊断

1.持续性腰部疼痛，平卧时减轻，站立则加重；

2.腰痛向一侧下肢放散，由腰部至大腿及小腿后侧的放射性疼痛或者麻木，一直到脚底部；

3.腰部通常向前弯曲，喜欢屈髋、屈膝、侧卧；

4.腰痛合并有排尿、排便障碍。

符合易患人群中的一项及症状诊断中的一项即表明需要进行3A姿势保健。

对于很多中年人来说，腰痛并不陌生。不少人尤其是40岁以上的人都有这样的经历——一不小心闪了腰。突然间，腰部就不能动了，疼痛难忍。

一位男病人，39岁的商务人士。他的工作非常繁忙，早出晚归，经常开会。他平时开车上下班，很少运动。近半年来，他感到腰部隐隐作痛，每次站起后都需要先活动一下腰部。早晨起床后，感觉腰部肌肉僵硬和酸痛。拍过腰椎CT，显示腰椎第四～五、第三～四节段的椎间盘突出。

因为腰痛，他做过好多理疗项目，按摩、推拿、拔火罐无一不尝试。治疗后短期都能够缓解，但过不了几天又疼痛如初，难以忍耐。在事业蒸蒸日上时身体出现问题，让他非常苦恼。在朋友的推荐下，他来到我们的门诊……

大都市的白领们虽然没有什么诱发因素，却有很多人的腰都不好。更令人担忧的是，很多年轻人也加入了腰痛大军中。这是什么原因所致呢？这要从认识腰部的结构开始。

腰痛的原因

人类脊柱分为颈段、胸段、腰段、骶段和尾段。颈段、胸段、腰段椎体之间和第一骶椎上面有椎间盘。正常颈椎有5个椎间盘、胸椎有12个椎间盘、腰椎有5个椎间盘（图2-5-1）。在脊柱的前后有两条韧带保护着脊柱。脊柱两侧的肌肉对于颈椎和腰椎的运动，维持椎间盘和椎体的生物力学结构起着重要作用。

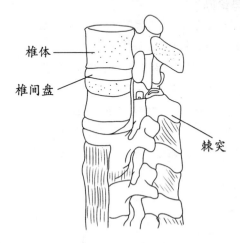

椎体

椎间盘

棘突

图2-5-1 腰椎的解剖结构

椎间盘即使在不负重的情况下也是承受压力的，这是由椎间韧带和纤维环所施予的。在平卧时腰部髓核大约受到13.5千克的压力，直立时则为其平面以上躯干重量的总和。椎间盘内压力与体重直接相关，并随体位改变而不同。体重70千克的人，坐位时，腰椎曲度变平，纤维环前部高度下降，椎间盘内压力增加，腰椎间盘压力为140千克；站立时由于腰前凸增加，重力线靠近髓核，压力下降为100千克；坐位并向前倾20度，腰椎后凸，椎间盘内压力增加至190千克；仰卧位时压力仅为20千克；弯腰从地下举起50千克重物时，第四～五腰椎间盘内压力可增至750千克，即15倍于重物。

腰椎间盘是脊柱的重要缓冲结构。椎间盘中心为髓核，外面包绕着纤维环。当纤维环损伤或者破裂后，髓核向外膨出或者突出，压迫神经或者脊髓，就会引起腰痛，并且可以向腿部及脚底放射。

腰痛的发生与腰背部肌肉、韧带与椎间盘病变有关。腰背部肌肉和韧带众多，贯穿于后背部，与肌肉及脊柱相连。背部神经从脊柱发出后，要穿行走过肌肉和韧带，因此肌肉和韧带劳损形成的炎症，刺激神经就会引起疼痛。但更多的腰痛是由腰椎间盘突出引起的。

腰痛的原因各不相同，表现也因人而异，应用3A姿势评估体系找到病因，再针对病因进行相应的矫正，可以让我们远离腰痛困扰。

针对腰痛的3A姿势诊断

3A评估中与腰部相关的一项或者多项，结合症状，就能明确诊断患有由长期姿势问题引起的腰痛。腰痛的3A评估重点是腰椎。

冠状轴：身体躯干有旋转，身体左右侧不在一个冠状面上，身体左侧或者右侧向前旋转。双侧肩膀向前突出。双侧外八字脚。

水平轴：两侧肩膀不一样高，两侧骨盆不一样高。

矢状轴：头部向前伸，耳肩线呈倾斜状。骨盆明显前倾。

痛点：在深层脊柱肌群，如竖脊肌、半棘肌、肋骨提肌等部位可触及痛点（图2-5-2）。

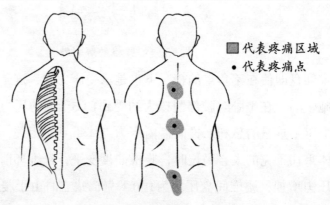

■代表疼痛区域
●代表疼痛点

图2-5-2 腰痛的痛点和疼痛区域

多数的腰痛与姿势有明确的关系。现代化的生活与工作方式，人们长期静坐办公、学习，运动时间明显缩短。腰背部肌肉力量减弱，加上常见的头部前伸、骨盆前倾等姿势异常，腰椎间盘承受了更大的压力。夏天办公室空调的冷气容易使腰部肌肉受凉，加重肌肉损伤和劳损，形成常见的腰痛症状。

长时间习惯性的姿势偏离，让腰部的椎间盘、神经、肌肉、肌腱承受过重的负担，这种持续不断的负担会给人带来一定的损害。主观上，这些人也会感觉到腰部的疼痛或者不适。

如何加强腰部的保养与锻炼，远离腰椎间盘突出？注重姿势健康与关键肌肉的运动练习，就能最大限度地减少腰痛的发生，再通过运动恢复受损的肌肉和关节结构。90%以上的腰椎间盘突出引起的腰痛，是不需要手术就可以缓解疼痛、消除症状的。

3A姿势治疗

1. 最有效动作

腰部疼痛与脊柱周围肌肉、骨盆和髋关节周围肌肉受到异常牵拉和刺激有关。在头部前伸、骨盆前倾等姿势下，脊柱尤其是下背部肌肉被拉伸，加上髋关节外展力量减弱，便引起腰部肌肉代偿性运动，导致肌肉受损和疼痛。所以，缓解脊柱、髋关节及其附着的肌肉张力是解决问题的关键。我推荐的最有效动作是垫枕仰卧直角式（图2-5-3）。

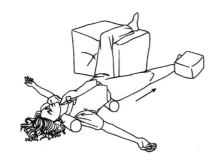

平卧于地面，借助模具，大腿与小腿、大腿与躯干垂直，脚与小腿垂直，对侧腿放在地面，用海绵块在旁做支撑，颈部和腰部放置软枕。吸气，延展脊柱，呼气，双手自然打开，与身体垂直，放平于地面，掌心向上。保持15分钟，重复另一侧。

图2-5-3 垫枕仰卧直角式

垫枕仰卧直角式恢复了脊柱正常生理曲线，减少了腰背部肌肉张力，减少了骨盆倾斜和旋转，消除了重力对于肌肉活动的影响；重塑了下肢与髋关节、脊柱的协调和平衡。仰卧减轻了腰椎间盘的负荷，减轻了对于周围神经的压迫与刺激，缓解疼痛。

2. 坐姿调整

在坐位时，身体要挺直，上身不要倾斜，头部不要前伸；双腿不要交叉或跷"二郎腿"；保持双脚与肩同宽，脚趾伸向正前方。

工作时间超过30分钟应该休息一下，或者进行垫枕仰卧直角式锻炼。

3. 深部按摩

寻找腰部疼痛敏感点，进行深部按揉，缓解局部疲劳，促进血液循环。

前述男病人的例子很具有典型意义。他是当下社会中商务阶层的代表。这个群体高压力、高强度的工作使他们根本没有时间进行锻炼和运动。腰痛是身体发出的预警信号。

从这位病人的3A评估结果来看，他的颈部不自觉偏向左侧，第三腰椎横突旁压痛明显。头部明显前伸，头部超出肩耳线6厘米，左侧肩膀较右侧抬高，有轻度驼背、明显的骨盆前倾及外八字脚，右侧膝关节屈曲。相关的检查也发现，他的第三腰椎所附着的肌肉有条索和结节；身体姿势明显不正，腰部肌肉长期劳损，椎间盘已经有早期变性。

我详细地向他介绍了腰痛的原因与姿势的关系。长期静坐、缺乏锻炼，加上肥胖和骨盆前倾，腰部主要的肌肉功能退化和慢性劳损，导致了人体生物力学的变化，引起了腰椎间盘突出。他需要进行系统的姿势矫正练习和腰部相关肌肉的功能锻炼，阻止症状继续加重。如果病情继续发展，可能真的要做手术了。

我还是先教会病人正确的坐姿。双脚与肩同宽、双脚伸向前方不要交叉（因交叉双腿会将更多重量传递给骨盆）；身体坐直，避免驼背及头部过度前倾。通过人体重心的练习，将双脚摆正，让身体的重力线重新回到双脚的正中位置。恢复正确的坐姿后，他感到腰部十分舒服，但也同时感觉到腰部毫无力量好像使不上劲儿了。其实这和他长期坐姿不正确，腰部肌肉力学发生改变有直接关系。我叮嘱他一定要把正确的坐姿坚持下去。

在纠正不良姿势的同时，我还教会他每天按摩痛点3～5次，每次1分钟就可以。每天坚持练习整套动作，每套30分钟。此外，我要求他佩戴腰围，加强腰部力量，防止腰部进一步受到伤害。

面对病痛，病人下定决心要重塑健康的腰。在门诊，我教他学习了垫枕仰卧直角式和其他动作，他坚持练习了1个月，来门诊复查时，腰部疼痛已经基本消失了。他自己非常满意。

表2-5 腰痛3A姿势保健日常练习方案

动作名称	练习方法	时间(分钟)	重复次数
仰卧直角式	仰卧于地面，借助模具，大腿与小腿、大腿与躯干垂，双脚与小腿垂直。吸气，延展脊柱，呼气，双手自然打开45度，放平于地面，掌心向上。保持5分钟。	5	1
垫枕仰卧直角式	仰卧于地面，借助模具，大腿与小腿、大腿与躯干垂直，另一侧脚与小腿垂直，对侧腿放在地面，用海绵块在旁做支撑，颈部和腰部放置软枕。吸气，延展脊柱，呼气，双手自然打开，与身体垂直，放平于地面，掌心向上。保持15分钟，重复另一侧。	30	1
垫枕俯卧直角式	俯卧与地面，双脚打开，与肩同宽，足跟外展。借助辅具，让双侧肩胛骨垫起。吸气，延展脊柱，呼气，双手打开，握拳，拇指向上，与身体长轴垂直，保持1分钟；吸气，手臂向上旋转45度，呼气，保持1分钟；吸气，手臂继续向上旋转45度，呼气，保持1分钟。重复动作3次。	3	3
猫式	双膝打开，与肩同宽，双手放于地面，手臂伸直。吸气，延展脊背，呼气，低头，肩胛骨内收，腰部向下，臀部上翘。保持2分钟。	2	1
辅助幻椅式	双手搭在墙壁，与地面水平，屈双膝，与肩同宽，大腿与小腿、大腿与躯干、小腿与足分别呈90度，吸气，延展脊柱，呼气，臀部上提，腰部向前推送，力量向下。保持1分钟。	1	1

第六节 臀部疼痛

易患人群

1.经常做屈髋、屈膝动作的人，如经常爬山、跑步、过多走路等；

2.长时间静坐和经常大量饮酒的人；

3.长时间使用激素的人。

症状诊断

1.臀部疼痛向大腿、小腿或者足部放射；

2.大腿向外侧活动困难；

3.长时间静坐后臀部疼痛加重，活动后减轻；

4.臀部疼痛并且有髋关节肿胀。

符合易患人群中的一项及症状诊断中的一项即表明需要进行3A姿势保健。

病人李先生，46岁，是一名公司领导，年轻有为。最近半年来他忽然发现自己长时间开会后起立时常感到臀部酸痛，并有僵硬感，需要活动一会儿才好转。起初他并未在意，不料这种情况逐渐加重，发展到每天早晨起床后臀部也有酸痛感觉，活动后才能好转。他到医院拍了髋关节X线片及髋关节MRI检查，医生说没什么大问题。但是病人因臀部酸痛不好转，再次去骨科就诊。医生为他开了一些止痛药物，并做了按摩、中药外敷（贴膏药）等治疗，但效果都不明显，酸痛依旧，并且越来越影响生活了。看到他的有些朋友因髋关节问题做了股骨头置换术，病人更感焦虑。他觉得自己未老先衰，担心有一天也要换关节了。

臀部疼痛是运动障碍的主要因素，造成很多人的生活质量下降，不能参加体育活动、锻炼身体，甚至不能散步和走路。社会上流行一种说法：髋关节炎和股骨头坏死等疾病是引起臀部疼痛的主要原因，需要更换股骨头。为什么这些疾病的发病率快速增加？这种情况与姿势不正有关吗？

臀部疼痛对人们的生活影响巨大，而传统的治疗方法效果又不佳。为什么？因为引起疼痛的原因没有祛除，现有的医学手段基本上是治标不治本。

其实，矫正不良姿势，改变不良习惯，让与臀部相关的各个结构回复到自然、放松的状态，就可以从根本上祛除让人烦恼的臀部疼痛。

臀部疼痛的原因

臀部位于人体的中心，连接下肢和脊柱，主要包括髋关节与骨盆及周围的肌肉、韧带、血管和神经等组织，起到支撑整个人体的作用。骨盆对于人体直立起到了至关重要的作用，没有骨盆的支撑平台，人体不能直立。骨盆连接着身体上下两部分肌肉，骨盆可以使人弯曲、挺直。髋关节是人体下肢最重要的关节之一，也是最大、关节窝最深、最典型和最完善的关节（图2-6-1）。

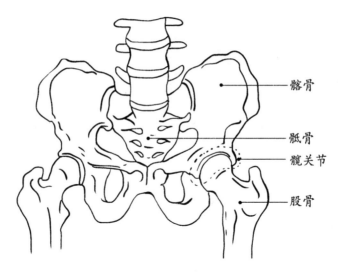

髂骨

骶骨

髋关节

股骨

图2-6-1 髋关节的结构

臀部附着坚硬的大块肌肉，这些肌肉在姿势异常或者运动中，经常受到牵拉，如不注意运动或锻炼的方式，肌肉易受损伤。关节炎、韧带损伤、关节软骨退化都是臀部疼痛最常见的医学原因。然而，在生活中臀部疼痛多数来源于肌肉和韧带的损伤，关节软骨病变引起的损伤则很少，但韧带及肌肉损伤的长期结果必将影响软骨，最终导致不得不更换股骨头。

引起臀部疼痛的原因不同，表现也因人而异，应用3A姿势评估体系找到病因，再针对病因进行相应的矫正，可以让它不再烦人。

针对臀部疼痛的3A姿势诊断

　　3A评估中与臀部疼痛相关的一项或者多项，结合症状诊断中的项目，就能明确诊断患有由长期姿势问题引起的臀部疼痛。臀部疼痛的3A评估重点是骨盆和骶髂关节。

　　冠状轴：身体躯干有旋转，身体左右侧不在一个冠状面上，身体左侧或者右侧向前旋转；双脚外八字、双脚间距增宽或者明显缩窄。

　　水平轴：两侧肩膀不一样高，骨盆倾斜。

　　矢状轴：头部向前伸，耳肩线呈倾斜状。明显骨盆前倾，双侧或者单侧膝关节屈曲。

　　痛点：在大腿前方的阔筋膜张肌、缝匠肌等不同位置，可以触摸到痛点（图2-6-2）。

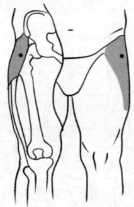

■ 代表疼痛区域
● 代表疼痛点

图2-6-2　臀部疼痛的痛点和疼痛区域

　　在人体姿势形成中，骨盆也起到了重要作用。在正常情况下，人体的重量均匀分布在骨盆。但是很多人都有骨盆的姿势异常，如骨盆向前倾斜、骨盆旋转或者抬高等情况，使重力不再均匀分布，一侧骨盆和髋关节承受了更多的重力。如果骨盆偏斜，臀部的负重是正常人的10～20倍，相当于体重的3倍。如一个体重70千克的人走动时，髋关节需要承受4吨的重力，关节表面的滑液囊为了保护关节，常年累月的超重与摩擦，久而久之，滑液囊无法承受，保护作用消失，股骨头表面的软骨开始磨损。由于没有给软骨修复的机会，最终导致严重的关节病变而需更换股骨头。

　　因此，骨盆正常位置的维持依靠骨盆周围的屈肌和伸肌功能。常年的静坐、运动逐渐减少和肥胖等原因，使腹肌力量降低和腰大肌无力，肌肉会让臀部向前弯曲，骨盆向前倾斜。骨盆脱离正常的位置，不再位于肩部正下方、膝关节和踝关节正上方，那么，身体弯曲与伸展，以及下半身的功能都会不正常。因此，恢复骨盆的正确位置，是调理关节及脊柱疾病的"灵丹妙药"。

3A姿势治疗

1. 最有效动作

臀部疼痛与大腿内收肌群张力过大有关，导致阔筋膜张肌、缝匠肌等持续受到牵拉，肌肉慢性劳损。所以，最首要解决的问题是恢复骨盆正确位置和缓解大腿肌群压力，我推荐的最有效动作是仰卧蛙式（图2-6-3）。

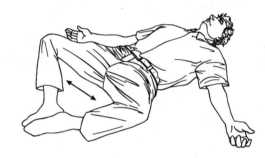

仰卧于地面，吸气，延展脊柱，双手打开45度，自然放松；呼气，屈双膝，双脚并拢，缓慢双膝打开，找寻地面，双脚掌自然相对。保持2分钟。

图2-6-3　仰卧蛙式

仰卧蛙式利用髋关节外展，对阔筋膜张肌、缝匠肌进行拉伸和锻炼；建立踝关节、膝关节与髋关节的正常解剖位置；利用重力，恢复负重关节的解剖位置和正确排列，从而缓解疼痛。

2. 姿势矫正

在坐位时，身体要挺直，上身不要倾斜，头部不要前伸；双腿不要交叉或跷"二郎腿"；保持双脚与肩同宽，脚趾伸向正前方；放松臀部及髋关节周围的肌肉。

每次静坐30分钟以上，应起来活动一下，或者进行仰卧蛙式的练习。

3. 深部按摩

寻找臀部疼痛敏感点，进行深部按揉，缓解局部疲劳，促进血液循环。

应该说，偶尔地因为工作或者生活需要而使身体偏离3A姿势，没有让身体的冠状轴、水平轴和矢状轴处在正确位置，特别是臀部这种非常坚固、起到主要负重作用的部位，由于肌肉肥厚，关节位置深在，早期我们并不能感觉到不适。但是长期、习惯性的姿势偏离，就会让这些部位的神经、肌肉、血管、肌腱甚至骨头承受过重的负担，这种持续不断的负担给人带来了一定的损害。主观上，这些人也会感觉到臀部的疼痛或者不适。

我在对前面提到的这位病人做了3A评估后发现，他的头部向左侧偏斜，头部前伸、明显驼背，骨盆前倾明显，双脚呈现大幅度外八字，习惯性双腿交叉或者跷"二郎腿"。

相应的其他检查也发现，双侧臀部下方阔筋膜张肌上部有明显的压痛点和结节，有明显的姿势异常及阔筋膜张肌损伤的改变。X线片及MRI虽然显示髋关节、股骨头的骨骼没有明显问题，但姿势有明显的异常，已经引起了阔筋膜张肌的慢性劳损。

我向他讲解了臀部疼痛主要原因是姿势不正导致的阔筋膜张肌等臀部肌肉的损伤，通过深部按摩及姿势矫正练习，应该能够缓解疼痛。在这段时间，避免爬山、踢球等运动。

由于病痛源自姿势不良，矫治也需通过调整姿势，以改善肌肉情况并解除疼痛。

我首先建议他改变坐姿，不可再跷"二郎腿"，养成双脚与肩同宽、双脚伸向前方的坐姿；不要双腿交叉，因为这会使骨盆承受的力量增加；身体坐直，避免驼背及头部过度前伸。

在纠正不良姿势的同时，我还教会他每天自己按摩痛点10次左右，每次1分钟。每天坚持练习整套动作，每套30分钟。

1个月后病人来门诊复查时，臀部疼痛明显减轻了，久坐后起立不再疼痛。从这个案例，我们可以看到很多社会中坚阶层的影子，他们是家里的顶梁柱、单位的核心骨干，但自己的健康危机重重。

在我看来，姿势纠正是保持健康最简便易行的一种方法，但是贵在坚持。俗话说，复杂的事情简单地做，简单的事情坚持做。把最容易的事持之以恒地做下去。要想祛除病痛，就坚持下去吧！

表2-6 臀部疼痛3A姿势保健日常练习方案

动作名称	练习方法	时间(分钟)	重复次数
辅具直角式	将辅具放于桌面,双手放在辅具上,双脚向后,调整身体,双腿与躯干呈90度,双脚打开,与肩同宽。吸气,延展脊背,呼气,腰部向下。保持1分钟。	1	1
坐位靠墙式	后背靠于墙面,双腿伸直,与肩同宽,双手放在大腿之上,掌心向上。吸气,延展脊柱,肩胛骨内收,呼气,脚尖回钩。保持3分钟。	3	1
仰卧直角式	仰卧于地面,借助模具,大腿与小腿、大腿与躯干垂直,双脚与小腿垂直。吸气,延展脊柱,呼气,双手自然打开45度,放平于地面,掌心向上。保持5分钟。	5	1
仰卧单侧直角式	仰卧于地面,借助模具,一侧大腿与小腿、大腿与躯干垂直,脚与小腿垂直,对侧腿放在地面,用海绵块在旁做支撑。吸气,延展脊柱,呼气,双手自然打开45度,放平于地面,掌心向上。保持15分钟,重复另一侧。	30	1
仰卧蛙式	仰卧于地面,吸气,延展脊柱,双手打开45度,自然放松;呼气,屈双膝,双脚并拢,缓慢双膝打开,找寻地面,双脚掌自然相对。保持2分钟。	2	1
垂直站立式	双脚放在辅具上,双手搭在墙面,吸气,延展脊柱,呼气,重心向下,直贯足跟。保持3分钟。	3	1

第七节 膝盖痛

易患人群

1.有膝关节与脚部解剖结构异常的人，比如内、外八字脚，O型腿、X型腿等；

2.肥胖及身体经常负重大的人；

3.经常生活在潮湿、阴冷环境中的人；

4.经常穿高跟鞋的人。

症状诊断

1.膝关节疼痛，从最初的隐隐作痛，到后来的疼痛难忍；

2.膝关节疼痛在活动后加重，有时下楼疼痛会更重，休息后减轻；

3.膝关节肿胀、运动受限，严重者僵直；

4.走路或者下楼时膝关节有"打软"现象，甚至会突然跪倒。

符合易患人群中的一项及症状诊断中的一项即表明需要进行3A姿势保健。

膝盖疼痛是中老年人最常见的疼痛之一，占人群的10%左右，是一种严重影响生活质量的慢性疼痛疾病。膝盖疼痛主要由慢性膝关节炎、膝关节韧带损伤和膝关节退行性病变引起。有一位大妈，68岁，但已有10年糖尿病史。十余年前她开始了退休后的"幸福生活"。每天锻炼身体、自我食疗，和老朋友们结伴出游，不亦乐乎。但是半年前，她的左侧膝盖内侧出现疼痛。究其原因，她说是因为看了一期电视养生节目，自己在家中做"蹬车"练习，练习后就出现了膝盖内侧位置的持续疼痛。每次从坐位站起时，都要先活动一下膝关节，然后才能迈步，否则膝关节剧痛。拍了X线片，医生告诉她患上了慢性膝关节炎。

自从出现疼痛后，她停止了"蹬车"练习，也暂停了原来每周1次的爬山，开始做按摩、针灸和理疗，但疼痛依旧，并且越来越重了。听说邻居在我这里治好了膝盖痛，于是找到了我。

膝关节是下肢中间部位的一个关节，主要活动在伸屈方向，将重力通过轴向压力传达到双脚。很多中老年人都有膝关节疼痛的问题，这与慢性劳损有关，尤其在姿势不正时身体重量没有均匀分布在膝关节，造成部分结构受力过重，累积的结果就是发生慢性劳损。

膝盖痛的原因

膝关节负重多，运动量大，所连接的股骨和胫骨是人体最长的两个管状骨，受到重力劳损与创伤机会最多。膝关节也是人体最复杂的关节，有着典型的关节面、关节腔和关节囊，而且有多种辅助结构，如纤维软骨组成的半月板以及韧带、滑囊、滑膜、脂肪垫等（图2-7-1）。

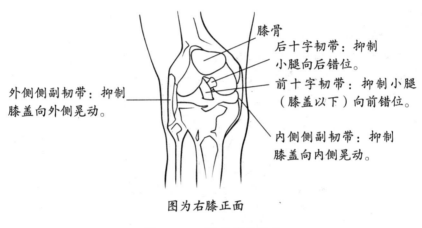

图为右膝正面

图2-7-1　膝关节的结构

膝关节由股骨远端、胫骨近端和髌骨组成，有内、外、上、下髁增加膝关节稳定性，其间为半月板，但上、下髁不完全对称。半月板分为内、外侧半月板，主要作用在于承重，使压力均匀分布，同时增加关节稳定性并起润滑作用。滑膜与脂肪垫对膝关节起缓冲和保护的作用。膝关节周围有多个韧带、肌肉和肌腱经过，完成膝关节伸屈动作和轻微的旋转功能，同时通过固定髌骨，稳定膝关节。膝关节周围及腔内的韧带，如髌韧带、内外侧副韧带及交叉韧带等容易发生劳损和退行性变，从而引起疼痛。膝关节周围滑膜囊众多，分布广泛，其内的黏液对减少关节摩擦有重要作用。但是，由于膝关节经过的肌腱多，关节浅在，活动度大，摩擦劳损及创伤机会多，因此需要更多滑液。同样，滑囊损伤的机会也增多了。这些韧带、滑膜是形成膝关节疼痛的主要原因。

　　膝关节疼痛的发生原因多种多样，最重要的是关节软骨与周围韧带损伤，长期的姿势不正、运动中膝关节负重不均衡，导致重复性应力作用于关节软骨与韧带，形成的慢性累积性损伤所致。应用3A姿势评估找到病因，再针对病因进行相应的矫正，可以预防膝关节疼痛，让膝盖疼痛远离我们。

针对膝盖痛的3A姿势诊断

　　3A评估中与膝盖疼痛相关的一项或者多项，结合症状就能明确诊断患有因长期姿势问题引起的膝盖疼痛。评估重点是骨盆、腰椎、膝关节、脚部。

　　冠状轴：身体躯干有旋转，身体左右侧不在一个冠状面上，身体左侧或者右侧向前旋转。双脚内八字、外八字；膝关节O型腿、X型腿；脚间距变宽、变窄。

　　水平轴：两侧肩膀不一样高，两侧髂前上棘不等高。

　　矢状轴：头部向前伸，耳肩线呈倾斜状。骨盆前倾，膝关节屈曲或者过伸。

　　痛点：最常见的痛点在股四头肌的肌纤维处（图2-7-2）。

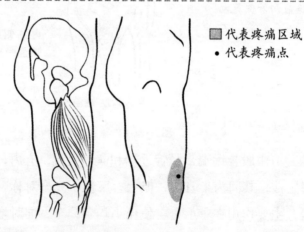

■ 代表疼痛区域
● 代表疼痛点

图2-7-2　膝盖痛的痛点和疼痛区域

　　膝关节疾病类型众多，其中关节炎、韧带损伤、退行性变与膝关节受到了长期慢性损伤有关。这种损伤与姿势异常有密切的关系，尤其是膝内翻、膝外翻和膝关节异常旋转。在正常情况下，人体直立时，膝关节与髋关节、踝关节依次排列，关节连线与人体的重力线相适应，在这种情况下，人体才能处于平衡、对称状态。而常见的膝关节姿势异常将改变这种情况。膝关节外翻，称为"X型"腿，内翻称为"O型"腿。此时，身体的负荷不能均匀分布在膝关节内外侧，导致相应的关节软骨面被过早侵蚀，最终导致骨性关节炎发生。同时，膝外翻导致膝关节的内侧副韧带拉伸。内侧副韧带拉伸得越厉害，外翻越重，膝关节横向稳定性降低，受伤概率明显增加。

3A姿势治疗

1. 最有效动作

膝关节疼痛是可以预防的。人在正确而平衡的姿势下，关节均匀负重，身体重量均匀传递到双脚，肌肉与关节处于平衡状态，膝关节的疼痛会自然减轻。同时，对于已经出现膝盖痛的病人，通过运动，增强膝关节稳定性，提高肌肉力量，也能够减轻疼痛。我推荐的最有效动作是幻椅式（图2-7-3）。

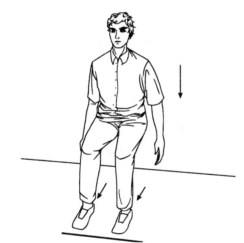

找一墙面，双脚打开与肩同宽，足跟与墙距离一大腿长度。吸气，延展脊柱，呼气，双手缓缓放于墙面，身体背部靠墙，缓缓向下，大小腿呈直角，大腿与躯干成直角，保持2分钟。

图2-7-3　幻椅式

膝盖痛还与股四头肌关系密切，股四头肌主要作用就是屈膝。很多人有膝关节异常或者膝关节屈曲、过伸等问题，这些问题都会使股四头肌持续受到牵拉或者肌肉短缩，长时间将形成劳损。

幻椅式通过充分锻炼股四头肌的屈膝作用，在身体负重关节排列正常情况下，恢复膝关节周围肌肉功能的平衡，就能够缓解疼痛。

2. 姿势矫正

在坐位时，身体要挺直，上身不要倾斜，头部不要前伸；双腿不要交叉，保持双脚与肩同宽，脚趾伸向正前方。长时间静坐后应适当休息一下，或者进行幻椅式的锻炼。

3. 深部按摩

找到膝盖部疼痛敏感点，进行深部按揉，缓解局部疲劳，促进血液循环。

膝关节作为主要的负重关节，同时又承担了精密的运动功能。在工作或生活中偶尔使身体偏离3A姿势，没有让身体的冠状轴、水平轴和矢状轴处在正确位置，我们并不能感觉到不适。但是，膝关节与骨盆、髋关节、脚踝及足部位置有密切关系，身体长期、习惯性的姿势偏离，就会让这些部位的肌肉、肌腱、韧带、滑膜甚至软骨承受过重的负担，这种持续不断的负担给人带来了一定的损害。主观上，这些人也会感到膝关节周围的疼痛或不适。

对前面这位大妈做了3A评估，我发现她的头部向右偏且前伸，轻度驼背，有明显的骨盆前倾，膝关节轻度屈曲，右脚外撇。在膝关节内侧有明显的压痛点，局部肌肉有硬结，按压痛点，病人有难以忍受疼痛。

相应的其他检查发现，她已经出现了膝关节内侧的结节，骨骼呈现出慢性退行性改变。疼痛原因在于长期的姿势不正，人体力学已经改变了，加上不适宜的运动练习，造成了肌肉的劳损，导致了膝盖痛。

我向大妈讲解了她的痛苦的主要原因是姿势不正引起的肌肉和韧带的劳损，通过矫正姿势和痛点按摩就能够缓解疼痛了。

我首先建议她改变坐姿，养成双脚与肩同宽、双脚伸向前方的坐姿；双腿不要交叉；身体坐直，避免驼背及头部过度前伸。

我在门诊训练她学习正确的身体负重方式和脚部负重位置，教会她找到自己的痛点，每天按摩10次左右，每次1分钟。并嘱咐她每天坚持练习整套动作，每套30分钟。

1个月后她来门诊复查，膝盖痛消失了。她告诉我，以后再也不自己盲目做运动练习了，一定要在专业人员的指导下科学运动。

我们每一个人都希望通过适当的体育锻炼达到强身健体的目的。但是如果运动量和运动方式不适当，不仅不能收到很好的效果，还会影响健康。这位大妈的例子恰恰告诉我们，越是年纪大的人，越应该掌握科学的锻炼方法。强壮身体，科学为先。

表2-7　膝盖痛3A姿势疗法日常练习方案

动作名称	练习方法	时间(分钟)	重复次数
仰卧直角式	仰卧于地面，借助模具，大腿与小腿、大腿与躯干垂直，双脚与小腿垂直。吸气，延展脊柱，呼气，双手自然打开45度，放平于地面，掌心向上。保持5分钟。	5	1
收臀式	双脚打开与肩同宽，目视前方，双手自然放在身体两侧。吸气，延展脊柱，呼气，双臀向内侧挤压收缩，吸气，放松臀部。重复动作60次。	不限	60
坐位抬脚跟/压枕	端坐于椅子前1/3处，双脚打开一拳之距离，双膝夹模具。吸气，延展脊背，呼气，提足跟；再次吸气，延展脊柱，腰部向前推送，呼气，双膝做夹枕动作，重复做60次。	不限	60
仰卧提膝式	仰卧于地面，双手自然打开，放于身体两侧，掌心向上，并拢屈双膝。吸气，延展脊柱，呼气，双足跟向上提起，脚尖着地，再次吸气，将左脚向上抬离10厘米，呼气，缓缓回落，足跟离地，重复对侧动作。共60次。	不限	60
幻椅式	找一墙面，双脚打开与肩同宽，足跟与墙距离一大腿长度。吸气，延展脊柱，呼气，双手缓缓放于墙面，身体背部靠墙，缓缓向下，大小腿呈直角，大腿与躯干成直角。保持2分钟。	2	1

第八节 足 痛

易患人群

1.有扁平足、高弓足、外八字、内八字脚的人；

2.长时间站立或者小腿部运动受力多的人，如外科医生、售货员、舞蹈演员，足球、登山、跳高、跳远等运动员；

3.经常长途行走的人，比如长跑、健走、大步走爱好者；

4.糖尿病病人或者脚部神经有问题的人。

症状诊断

1.腘窝或者小腿疼痛，过度劳累或者运动后加重；

2.小腿外侧酸痛，运动过度加重，休息减轻；

3.脚跟、脚踝酸痛或者隐痛，运动后减轻，晨起时加重；

4.踝关节疼痛，伴有屈伸时的响声。

符合易患人群中的一项及症状诊断中的一项即表明需要进行3A姿势保健。

足部疼痛包括足跟部疼痛、足底或者足背部疼痛，其实足部疼痛与脚鸡眼、胼胝、姆外翻的发生机制是一样的，都与足部肌肉、韧带与关节的负重不均衡有关。

周先生，是我的一位病人，也是我的同行，今年45岁。两年来深受左侧足跟部疼痛的困扰。每天早晨起来或者为病人做手术后，左侧足跟部就疼痛难忍。偶尔足跟部位碰到一个硬的东西，疼痛就会加重。因为自己是医生，治疗也方便，周先生做过神经阻滞、局部理疗、贴膏药，但疼痛仍然没有缓解，有时因为脚跟疼痛，甚至影响了走路。后来听说我这儿治疗疼痛效果不错，就来到我的门诊。

因为足部承受了人体的最大重量，运动时负担加重，因此足部肌肉、韧带与骨骼受到损伤的概率就大。很多人使用矫形鞋垫，改善人体负重的力学结构以减轻足部结构的负担。其实，通过矫正姿势，合理的运动练习，就可以恢复正常的肌肉和韧带平衡功能，缓解疼痛，同时消除鸡眼、胼胝或者姆外翻。其实周先生的足跟痛可以先用矫形鞋垫缓解，但要彻底治疗还要从祛除病因入手。

足痛的原因

足部解剖结构与运动关系非常密切，因为人类是站立行走的动物，下肢是人的负重结构。足是下肢的重要部分，它与膝关节、髋关节是一个统一的整体，彼此既相互协调，又相互制约。三者的疾病相互影响。在足部结构中，最重要的就是人类特有的足弓（图2-8-1）。

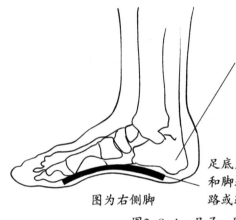

跟骨：通过脚踝外侧下方的韧带控制，以防止距骨过度往内倾斜。

足底筋膜：连接脚后跟的骨头的下方和脚趾根（踇趾球）的带状组织，走路或跑步时起到类似弹簧的作用。

图为右侧脚

图2-8-1 足弓、脚踝的结构

人类进化过程中，为了负重行走和吸收震荡，足部的骨骼形成了内外两个纵行的弓和一个横弓。

行走时，人体有完善而精密的自我调整功能。足底主要有四点受力，足跟的内外侧及踇趾和小趾下面。在行走中，人能够每隔15分钟左右自动调整身体主要受力分布，足跟内外侧、踇趾及小趾下面四点轮换，避免局部持续受力。

踝关节可以完成跖屈50度、背屈25度、内收15度、外展20度及旋后30度，旋前20度的动作。

足部疼痛的发生与足部负重不均衡有关，最重要的原因在于足弓结构异常或者足部负重调节机制的障碍，导致单点局部持续受力，就会出现足底的鸡眼、胼胝与踇外翻，隐形的就是关节与韧带的劳损，表现为足部的疼痛。

　　引起足部疼痛的原因不同，表现也因人而异，应用3A姿势评估体系找到病因，再针对病因进行相应的矫正，可以让它不再烦人。

针对足痛的3A姿势诊断

　　3A评估中与足部相关的一项或者多项，结合症状诊断中的项目，就能明确诊断患有因长期姿势问题引起的足部疼痛。评估的重点是足弓形态，足部有无内翻、外翻，以及膝关节与髋关节位置。

　　冠状轴：身体躯干有旋转，身体左右侧不在一个冠状面上，身体左侧或者右侧向前旋转。外八字或者内八字脚；足距过宽或者过窄；"O型"腿或者"X型"腿。双侧髌骨外移或内移。

　　水平轴：两侧肩膀不一样高，骨盆倾斜。

　　矢状轴：头部前伸，耳肩线呈倾斜状。骨盆前倾。

　　痛点：在腓骨长短肌、比目鱼肌及足底部肌肉的部位可触及痛点（图2-8-2）。

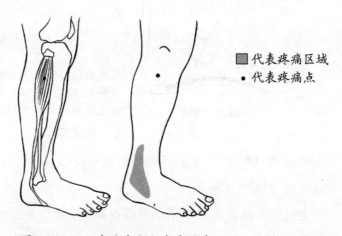

■ 代表疼痛区域
• 代表疼痛点

图2-8-2　足痛的痛点和疼痛区域

　　脚是人体直立的基础，承担了全身的重量，足部结构有缓冲压力的重要作用。骨骼、肌肉和足底神经形成了复杂的感知系统，能够分别出地面的情况。健康的脚会将这些重要信息传递到大脑，大脑会做出适宜的反应，命令小腿肌肉屈曲或伸直，为脚踝动作做好准备，同时，重力均匀分布到脚跟、脚趾乃至整只脚上。而足弓塌陷的脚，肌肉处于持续收缩状态，就如攥紧的手一样，失去触觉功能，从而引起了脚部功能的改变。脚和脚踝处于不稳定状态，人的身体也没有了稳定的负重平台，为了向前移动而不摔倒，关节发生了旋转、磨损，随之出现疼痛。身体重量不能均匀分布，足弓的一部分承重过大，久之会从下垂逐渐发展到塌陷。

足部疼痛发生在特定的人群，尤其是足弓异常的人，医学上难以处理。只有矫正不良姿势，改变不良习惯，让与足部相关的各个结构回复到自然、放松的姿势，才可以从根本上祛除让人烦恼的足部疼痛。

3A姿势治疗

1. 最有效动作

足痛主要原因在于小腿胫前肌群和外侧肌群功能失衡，导致足弓异常，引起肌肉局部负重过大，引起疼痛。改善肌群失衡状态，恢复足弓生理角度是治疗足痛的关键，我推荐的最有效动作是绕踝式（图2-8-3）。

仰卧于地面，双手放于身体两侧，吸气，延展脊柱，呼气，屈左膝，双手提拉膝盖下方；再次吸气，延展脊柱，呼气，以脚踝为中心顺时针旋转10次，脚静止，脚趾向头部勾送10次。然后进行相反方向练习，重复动作30次。

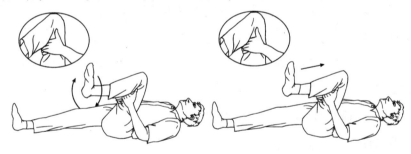

图2-8-3　绕踝式

绕踝式在消除躯干及肩关节位置异常影响的前提下，建立膝关节与髋关节的联动和协调性，通过脚踝旋转，建立胫前肌群与外侧肌群的平衡功能，矫正足部肌肉失衡，缓解疼痛。

2. 姿势矫正

在坐位时，身体要挺直，上身不要倾斜，头部不要前伸；双腿不要交叉，保持双脚与肩同宽，脚伸向正前方。

在站立位时，训练足部不同位置承受身体重量的练习，恢复足部正常的负重功能。

每次重复动作30分钟应休息一下，或者进行本节推荐的整套动作的练习，帮助恢复足部肌肉、肌腱的平衡功能，远离疼痛。

3. 深部按摩

找到足部疼痛敏感点，进行深部按揉，缓解局部疲劳，促进血液循环。

足部承受人体全部重量，又需要精确的运动控制能力。但是足部与膝关节、髋关节及身体其他部位有密切关系，长期、习惯性的姿势偏离，会让这些部位的肌肉、肌腱、韧带、神经甚至骨头承受过重的负担，这种持续不断的负担给人体带来了一定的损害。主观上，这些人也会感觉到足部的疼痛或者不适。

我对前面说到的周先生做了3A评估，结果明确提示他的头部向左侧偏斜，右肩抬高，头部前伸，骨盆轻度前倾，双侧膝关节轻度屈曲，踝关节背曲。他的左侧足跟跟腱附着处有明显的压痛，足跟底部有明显的触痛点。平时，他习惯双脚交叉和跷"二郎腿"，身体重心在左脚后部。

相应的检查还发现，他的足底部已经有明显的触痛点及结节，与长期姿势不正和左脚负重有关，肌肉和肌腱已经引起了慢性劳损。

我向他讲解了足部疼痛发生的机制，在于足部肌肉功能的不平衡和身体负重未能均衡分布，但是通过姿势矫正和足部肌肉的功能训练，能够恢复已经损伤肌肉和肌腱的功能，消除疼痛。

由于病痛源自姿势不良，矫治也需通过调整姿势，以改善肌肉情况并解除疼痛。

我首先建议周先生改变坐姿，养成双脚与肩同宽、双脚伸向前方的坐姿；不要双腿交叉，因为双腿交叉会使骨盆承受的力量增加；身体坐直，避免驼背及头部过度前伸。

在纠正不良姿势的同时，我还教会他每天自己按摩痛点10次左右。每次1分钟就可以。并嘱咐他每天坚持练习整套动作，每套30分钟。

1个月后来门诊复查时，他的左侧足部疼痛消失了，触摸痛点虽然隐隐作痛，但程度已经明显减轻了。通过练习，周先生的足部疼痛消失的同时，多年落枕的问题也解决了，这让他兴奋不已。

表2-8 足部疼痛3A姿势保健日常练习方案

动作名称	练习方法	时间（分钟）	重复次数
仰卧直角式	仰卧于地面，借助模具，大腿与小腿、大腿与躯干垂直，双脚与小腿垂直。吸气，延展脊柱，呼气，双手自然打开45度，放平于地面，掌心向上。保持5分钟。	5	1
绕踝式	仰卧于地面，双手放于身体两侧，吸气，延展脊柱，呼气，屈左膝，双手提拉膝盖下方；再次吸气，延展脊柱，呼气，以脚踝为中心顺时针旋转10次，脚静止，脚趾向头部勾送10次。然后进行相反方向练习，重复动作30次。	不限	30
屈膝直腿式	仰卧于地面，将束带套于右脚脚掌上，放松。吸气，延展脊柱，呼气，屈双膝，再次吸气，用手拉束带，呼气，将右腿竖直于地面，保持1分钟；吸气，延展脊柱，呼气，双手拉束带，右腿缓缓向下移45度，保持1分钟。进入相反方向，保持1分钟。	3	30
背部伸展式	跪在大海绵块上，手放在地面上。保持肘部笔直，移动髋关节，距离膝关节8厘米。随着倾斜骨盆，允许下背部呈弓形。肩胛骨合拢，保持肘部伸直。低头，并保持这一姿势3分钟。如果后背部受过伤，髋关节向膝关节移动，动作会容易些。	3	1
幻椅式	找一墙面，双脚打开与肩同宽，足跟与墙距离一大腿长度。吸气，延展脊柱，呼气，双手缓缓放于墙面，身体背部靠墙，缓缓向下，大小腿呈直角，大腿与躯干成直角。保持2分钟。	2	1
仰卧蛙式	仰卧于地面，吸气，延展脊柱，双手打开45度，自然放松；呼气，屈双膝，双脚并拢，缓慢双膝打开，找寻地面，双脚掌自然相对。保持2分钟。	2	1
垂直站立式	双脚放在辅具上，双手搭在墙面，吸气，延展脊柱，呼气，重心向下，直贯足跟。保持3分钟。	3	1

第三章

很多慢性病可以通过3A姿势疗法治疗

如果你是"白骨精"——白领、骨干、精英，那你一定要看这一章。因为你很可能正被本章提到的问题所困扰：鼠标手、高尔夫肘、网球手等等。

如你已过了50岁，那你也一定要看这一章。因为你可能正为这些问题四处求医：颈椎病、肩周炎、腰椎间盘突出等等。

不管你是谁，在读此章前，请先问自己一个问题：我离慢性病有多远？

的确，2011年世界卫生组织在瑞士正式宣布全球已步入慢性病时代，而本章所述的疾病都属于慢性病范畴。更为重要的是，这些疾病号称"不死的癌症"，治愈无望，患病之人生活质量低下，痛不可言。

但其实，这些所谓的"顽疾"是可以达到临床治愈的。如果你坚持用本章介绍的方法进行训练，你或许很快就解决了问题。

第一节 颈椎病

易患人群

1.以固定姿势长时间工作，如白领、IT人士、司机、教师、外科医生、学生等；

2.喜欢使用高枕头或者不枕枕头的人；

3.常在空调环境，或喜欢吹冷气、头颈部经常受凉的人；

4.颈部受过伤的人。

症状诊断

1.经常落枕；经常性晨起后脖子不敢动或者睡觉时头部常感不适；

2.颈部疼痛，向肩膀、手臂及手指尖放射；肩部、手臂及手指麻木疼痛；

3.颈肩手臂麻木，夜间重，严重者手臂或者手无力拿东西；

4.颈肩手臂麻木疼痛，视物模糊、眩晕；眼前突然出现看不清东西；

5.双手麻木、脚像踩棉花、身体不稳等。

符合易患人群中的一项及症状诊断中的一项即表明需要进行3A姿势保健。

颈椎病已经成为现代社会的一种流行病，年轻人甚至儿童的颈椎问题也越来越多。据统计，我国的颈椎病发病率达到了7%～10%，青少年发病率明显上升，颈椎有问题的青少年占13%～20%，影响学习、工作和生活。

一位男病人，32岁，是软件工程师。他的主要工作是写程序代码，每天使用电脑超过12小时。3年前他开始经常落枕，在电脑前工作2～3个小时后，颈部和肩部就会酸痛，感觉似有"千斤重担"压在颈椎上。他到医院去做了颈椎X线片及MRI检查，结果是颈椎生理曲度变直，第五～第六颈椎椎间盘轻度膨出，医生由此诊断为轻型颈椎病。

为此，这位男病友购买了笔记本电脑专用支架，将电脑显示屏抬高；在工作中，使用颈托将脖子支起来；下班后还常去做按摩、拔罐。但落枕和颈肩部不舒服依旧，甚至出现一过性供血不足而导致突然的看不清东西。

颈椎病的病因

颈椎位于脊柱最上方，与胸椎相连，为头部提供支撑，并构成颈部的骨架。颈椎是脊柱活动度最大的部分，在纵向和横向上引导头部做几乎180度的运动。颈椎包括7个椎体（图3-1-1）。颈椎形成的生理曲度称为颈曲，与腰曲方向一致，凹面指向后方。头部的重量全部由颈椎承担，没有其他结构可以代偿。

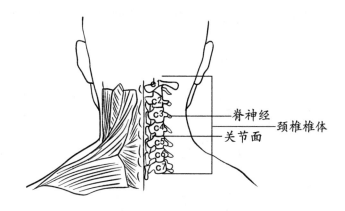

图3-1-1　颈椎的结构

颈椎受到姿势的影响巨大。在身体姿势异常（如骨盆前倾）时，常常合并有头部前伸，使颈椎承托的头部重量不能均匀传达到胸椎和躯干，相当于颈椎受到额外的力量压迫，颈椎周围纤细的肌肉、韧带、血管和神经都将受到牵拉或者压迫。经常性、重复性的压力将导致慢性劳损，出现颈肩手臂麻木、手臂无力、眩晕，甚至视物模糊的症状。

颈椎病的发生与长期头部前伸引起肌肉的慢性劳损、经常吹空调使颈肩和背部肌肉受寒有关。长期颈部前倾、头部前屈的人，颈后部肌肉、韧带处于被牵张状态，一般超过30分钟，身体便会产生疲劳感或酸胀、僵硬、疼痛等不适感。当这一持续牵张力超过2小时，便会造成肌肉、韧带伤，引发无菌性炎症、水肿、渗出，继发纤维化、粘连。长期下去，颈椎生理曲度变小、消失或反张，直接影响椎动脉向脑部供血；对椎间盘的支持和保护作用下降，诱发椎间盘膨出或突出，椎体骨质增生及前、后纵韧带钙化，导致器质性颈椎病的出现。

针对颈椎病的3A姿势诊断

　　通过3A评估与颈椎病相关的一项或者多项，结合症状诊断中的项目，就能明确诊断患有由长期姿势问题引起的颈椎病。颈椎病3A姿势的评估重点是头部、肩部和颈椎。

　　冠状轴：身体躯干有旋转，身体左右侧不在一个冠状面上，身体左侧或者右侧向前旋转。双脚外"八"字、内"八"字。

　　水平轴：两侧肩膀不一样高，骨盆倾斜。

　　矢状轴：头部向前伸，耳肩线呈倾斜状。肩膀前伸、圆肩。

　　痛点：在肩胛提肌、三角肌、斜方肌和枕下肌群可触及痛点（图3-1-2）。

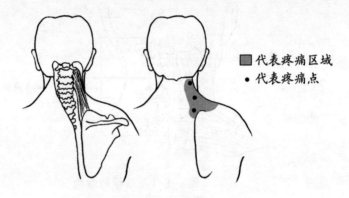

■ 代表疼痛区域
● 代表疼痛点

图3-1-2　颈椎病的痛点和疼痛区域

　　颈椎病属于常见病，并且很难根治。通过矫正不良姿势，改变不良习惯，让与颈椎相关的各个结构回复到自然、放松的姿势，就可以从根本上祛除颈椎病的病因了。

3A姿势治疗

1. 最有效动作

　　颈椎病的发生与姿势异常导致颈椎及椎间盘的慢性劳损有关，主要原因是颈椎周围肌肉的功能异常，尤其与枕下肌群和颈肩部肌肉的持续拉伸或肌肉短缩有关。所以，改善肌肉功能是治疗颈椎病的重点。我推荐的最有效动作是垂直站立式（图3-1-3）。

　　垂直站立式通过将人体重量集中于足跟部，人体负重关节自然恢复正常，上臂抬起，肩胛骨回位和颈肩部肌肉放松；头部位于肩膀上方，颈椎均匀负重，颈椎病症状缓解。

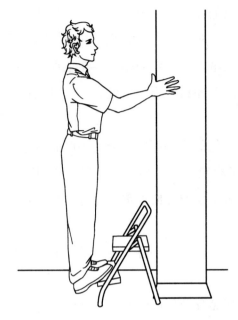

双脚放在辅具上，双手自然搭于墙面，吸气，延展脊柱，呼气，重心向下，直贯足跟。保持3分钟。

图3-1-3 垂直站立式

2. 坐姿调整

在坐位时，身体要挺直，上身不要倾斜，头部不要前伸；双腿不要交叉，保持双脚与肩同宽，脚趾伸向正前方。

在工作中每隔30～40分钟应该休息一下或者进行垂直站立式的动作锻炼，可帮助恢复肩膀周围肌肉、肌腱的平衡功能，远离疼痛。

3. 深部按摩

寻找颈肩部疼痛敏感点，进行深部按揉，缓解局部疲劳，促进血液循环。

4. 温馨提示

使用双肩背包：儿童的颈椎不好与长时间静坐、坐位姿势不对及书包重量有关，建议书包重量不要超过儿童体重的10%。同时，使用双肩背的书包，避免单侧颈部受力过重。

合理的办公设计：办公室人员应注重电脑的人体工程学设计，电脑屏幕、椅子及鼠标和键盘应该处于人体最舒适的位置（图3-1-4）。

偶尔地因为工作或者生活需要而使身体偏离3A姿势，没有让身体的纵轴、水平轴和矢状轴处在正确位置，我们并不会感觉到不适。但长期、习惯性的姿势偏离，就会让这些部位的神经、肌肉、血管、肌腱甚至椎间盘承受过重的负担，这种持续不断的负担给人带来了一定的损害。在主观上，病人也会感觉到颈肩、手臂麻木和疼痛。前面提到的男病人就是一个因长时间保持不良姿势引起颈椎病的典型例子。

对这位男病人的3A评估结果显示，他的头部偏向左侧，头部前伸，偏离肩耳线5厘米，骨盆轻度前倾。在做了相应的其他检查后发现，他的颈肩部出现多处肌肉触痛点及结节，说明肌肉和韧带劳损很重，同时颈椎椎间盘已经出现了早期退行性病变的征象。

因为病痛源自姿势不良，矫治也需通过调整姿势，改善肌肉情况并解除疼痛。

我首先建议这位病人改变坐姿，养成双脚与肩同宽、双脚伸向前方的坐姿；不要双腿交叉，因为双腿交叉会使骨盆承受的力量增加；身体坐直，避免驼背及头部过度前伸。

与诊治其他病人一样，我在门诊教他做了第一次的动作训练，并嘱咐他每天坚持做整套动作练习，每次30分钟。同时，每天还要坚持按摩痛点。

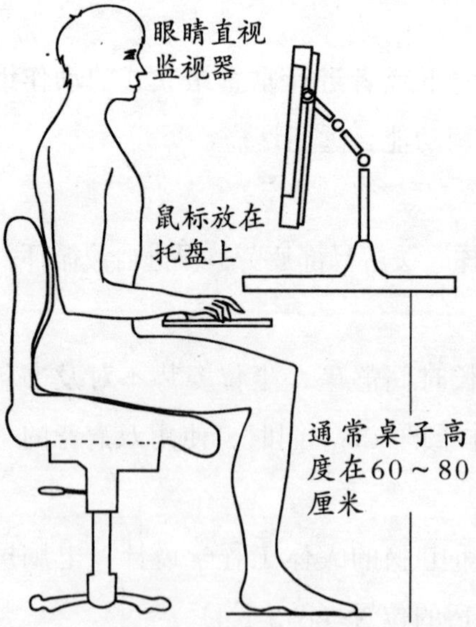

1个月后，这位病人如约前来复查。他说感到前所未有的治疗体验。自坚持练习整套动作以后，他的颈肩部疼痛逐渐减轻，现在已经不再感觉疼，颈肩部也有了久违的轻松感。他还向与他病情相似的病友推荐在睡前练习这套动作，因为练习以后他睡眠质量也比以前好多了。

眼睛直视监视器

鼠标放在托盘上

通常桌子高度在60～80厘米

图3-1-4　符合人体工程学的办公设计

表3-1 颈椎病3A姿势疗法日常练习方案

动作名称	练习方法	时间(分钟)	重复次数
仰卧直角式	仰卧于地面,借助模具,大腿与小腿、大腿与躯干垂直,双脚与小腿垂直。吸气,延展脊柱,呼气,双手自然打开45度,放平于地面,掌心向上。保持5分钟。	5	1
仰卧靠墙式	仰卧于地面,双腿竖直靠于墙面,双脚与肩同宽,吸气,延展脊柱,呼气,脚尖下钩,找寻地面。保持2分钟。	2	1
坐位靠墙式	后背靠于墙面,双腿伸直,与肩同宽,双手放在大腿之上,掌心向上。吸气,延展脊柱,肩胛骨内收,呼气,脚尖回钩。保持3分钟。	3	1
仰卧蛙式	仰卧于地面,吸气,延展脊柱,双手打开45度,自然放松;呼气,屈双膝,双脚并拢,缓慢双膝打开,找寻地面,双脚掌自然相对。保持2分钟。	2	1
仰卧单侧直角式	平卧于地面,借助模具,一侧大腿与小腿、大腿与躯干垂直,脚与小腿垂直,对侧腿放在地面,用海绵块在旁做支撑。吸气,延展脊柱,呼气,双手自然打开45度,放平于地面,掌心向上。保持15分钟,重复另一侧。	30	1
垂直站立式	双脚放在辅具上,双手搭在墙面,吸气,延展脊柱,呼气,重心向下,直贯足跟。保持3分钟。	3	1

105

第二节 肩周炎

易患人群

　　1.四五十岁的中年人，女性为多；

　　2.以固定姿势长时间工作、长期伏案工作并且很少运动的人，如白领、IT人士、办公室人员、司机等；

　　3.肩部经常负重的人；

　　4.颈肩部经常受凉的人，比如经常吹空调、户外工作等。

症状诊断

　　1.肩膀周围疼痛，缓慢加重，夜间疼痛尤甚，部位深在，按压可能减轻；

　　2.左侧肩膀疼痛多于右侧，可能向胳膊内侧、外侧及颈部放射；

　　3.肩关节活动受限，提裤子、扎腰带、梳头、摸背、穿衣和脱衣等动作都受到影响；

　　4.肩膀周围有多个压痛点，能够触摸到硬性条索。

　　符合易患人群中的一项及症状诊断中的一项即表明需要进行3A姿势保健。

　　肩周炎又称"五十肩"，意思是人到50岁左右就可能出现的肩部疾病。但是，所有50岁左右朋友们都要经历这种痛苦的过程吗？为什么农民很少患肩周炎呢？

　　2012年秋天我到德国参加学术会议，与我同行的人中，有一位52岁的著名的女教授。上飞机以后，她拿着一个很小的箱子，站在飞机的行李架前，面露难色。我问她是否需要帮忙，她连连点头，并说自己肩周炎已经2年多了，手臂不能抬过头顶，否则剧痛难忍。手臂上举这个对一般人来说再简单不过的动作，对她而言却是一件想起来都害怕的"大事"。

　　肩周炎是姿势异常和长期肩关节活动失衡引起的慢性劳损累积的结果。我可以肯定地告诉大家，肩周炎是可防可治的，关键在于进行全方位的肩关节运动练习，同时矫正身体的姿势异常，以最大限度避免肩周炎的发生。

肩周炎的原因

肩膀连接着上肢与躯干，是上肢活动的基础（图3-2-1）。肩关节就是肩膀内的一组关节，包括肩肱关节。这是肩关节与手臂活动的主要关节，活动度大。这里还有肩锁关节、胸锁关节与肩胛骨-胸壁连接3个关节。肩部有许多肌肉，它们共同配合，完成肩部的上举、下压、外展、内收、旋转等多个方向的运动。肩部的肌肉不仅数量众多，而且结构纤细。

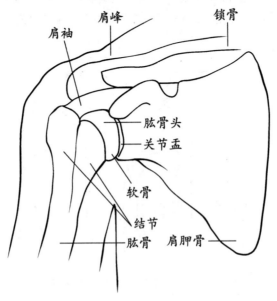

图3-2-1　肩关节的结构

肩周炎的发生与静、老、伤、寒四个因素有关。发达国家肩周炎的发病率明显高于不发达国家，这与现代化的生活方式有密切关系。45岁以上人群的肌纤维将发生变化，肌肉总量减少，如果运动不足，长期慢性劳损或受寒，就会出现肌肉、关节与韧带的慢性劳损。

肩周炎的表现因人而异，应用3A姿势评估体系找到病因，再针对病因进行相应的矫正，就可以让我们远离肩周炎和肩膀疼痛。

针对肩周炎的3A姿势诊断

　　3A评估中与肩部相关的一项或者多项，结合症状，就能明确诊断患有由长期姿势问题引起的肩膀疼痛。肩周炎的3A姿势评估重点是肩关节。

　　冠状轴： 身体躯干有旋转，身体左右侧不在一个冠状面上，身体左侧或者右侧向前旋转。双侧肩膀向前突出。

　　水平轴： 两侧肩膀不一样高；两侧骨盆不一样高。

　　矢状轴： 头部向前伸，耳肩线呈倾斜状。骨盆前倾。

　　痛点： 冈上肌、冈下肌、小圆肌、大圆肌部位可触及痛点（图3-2-2）。

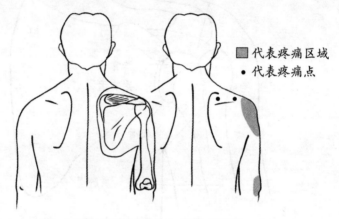

■ 代表疼痛区域
● 代表疼痛点

图3-2-2　肩周炎的痛点和疼痛区域

　　肩膀与颈部和手臂相连，长时间习惯性的姿势偏离，会让这些部位的神经、肌肉、血管、肌腱甚至骨头承受过重的负担，加上年龄的因素，这种慢性损伤的积累就会引起肩周炎。

3A姿势治疗

1. 最有效动作

　　肩周炎病人通常有头部前伸及肩膀向前（圆肩）。在这种姿势下，肩部与颈部相连的有些肌肉被拉长，有些肌肉被短缩，而适宜的长度是肌肉发挥正常功能的基础。肩膀向前，肩部的肌肉持续处于收缩状态，加上我们很少做肩关节后伸的动作，小圆肌、大圆肌等肌肉不能得到充分的锻炼，时间长了，就会出现肌肉的无菌性炎症，液体渗出，刺激神经，引起疼痛；这种情况继续发展，形成无菌性粘连，肩膀运动功能受影响，形成了肩周炎。严重的肩周炎病人不能自由活动，日常生活中的梳头、洗脸、提裤子、扎腰带都很难完成。所以，肩周炎的治疗关键是充分锻炼肩关节周围的肌肉群，减少炎症渗出。我推荐的最有效动作是上臂延展式（图3-2-3）。

仰卧于地面，借助模具，大腿与小腿、大腿与躯干垂直，双脚与小腿垂直。吸气，延展脊柱，呼气，双手与胸前交叉握拳；再次吸气，双手向头顶延展，呼气，延展脊柱，静止1分钟。再次吸气，双手拉与胸前，与地面垂直。重复动作10次。

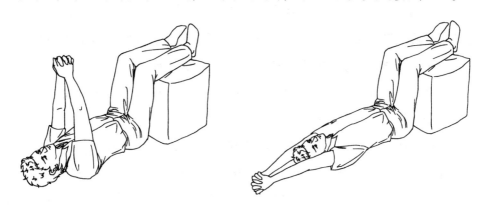

图3-2-3 上臂延展式

肩周炎的发生与肩关节周围肌肉尤其是肱二头肌等肌肉老化、粘连有关。上臂延展式利用重力作用，将身体负重关节恢复正常位置关系，消除骨盆对于肩关节的影响，利用上臂拉伸作用，充分运动肩关节上举等肌肉，软化粘连，缓解疼痛。

2. 坐姿调整

在坐位时，身体要挺直，上身不要倾斜，头部不要前伸；双腿不要交叉或跷"二郎腿"；保持双脚与肩同宽，脚趾伸向正前方。

每次需要做重复动作30分钟或者静坐工作时间超过30分钟就应该休息一下，或者进行上臂延展式的练习。

3. 深部按摩

寻找肩膀疼痛敏感点，进行深部按揉，缓解局部疲劳，促进血液循环。

肩周炎不属于疑难杂症，但病人很痛苦。有些专家认为这种病即使不治疗在自然病程结束后也会自愈。但在疾病过程中，病人常常因疼痛辗转反侧，难以入寐，承受着疼痛的煎熬。传统的治疗手段，如按摩、推拿、拔罐，仅能起到对症治疗的作用，对肩周炎没有很好的治疗效果，而矫正不良姿势，改变不良习惯，让与肩膀相关的各个结构回复到自然、放松的姿势，就可以从根本上祛除让人烦恼的肩周炎了。

有一位50岁的病人，是一名机关干部。他每天多数时间在办公室处理公务，很少运动。1年前逐渐出现左侧肩膀不舒服，感觉僵硬。起初他并没有在意。3个月以后，原来的症状没有消失，反而出现了肩膀的酸痛，按摩以后酸痛感就减轻许多。又过了一段时间，病人起床后肩膀疼得不敢动弹，连用左手洗脸都很困难了。到医院检查后，被诊断为肩周炎。

严重的疼痛让这位病人变得"听话"了许多。他按照医生的要求，每天练习爬墙动作和甩手动作，每天拔罐、理疗。治疗满1个月了，肩部的疼痛丝毫没有减轻。他听说了3A治疗，就抱着试试看的态度前来就诊。

对病人的3A评估显示，头部向右侧偏曲，头部前伸，右侧肩膀抬高，双肩向前，骨盆轻度前倾，双脚轻度外"八"字。在双侧肩部可触及多个触痛点，并且肌肉痉挛，有少量结节。双侧肩膀肌肉已经有明显的炎症表现，触痛明显，伴有肌肉痉挛和结节。

这位病人的肩周炎源于他的姿势不正及长期缺乏运动，肩关节周围肌肉和韧带已经有损伤了，炎症反应明显，肌肉已经有粘连，必须立即进行姿势矫正练习，以改善肌肉情况并解除疼痛。

我还是首先建议病人改变坐姿，在坐位时尽量达到标准。并教会他每天自己按摩痛点10次左右，每次1分钟。随后，我便教他做肩周炎3A动作练习。

在饱受疼痛折磨之后，这个患者很好地执行了3A姿势疗法的训练方案，认真纠正自己的坐姿，并且每天坚持动作练习。2个月后来门诊复查时，病人肩膀的疼痛明显减轻，肩关节活动范围也基本接近正常了。

表3-2　肩周炎3A姿势疗法日常练习方案

动作名称	练习方法	时间 (分钟)	重复 次数
仰卧直角式	仰卧于地面，借助模具，大腿与小腿、大腿与躯干垂直，双脚与小腿垂直。吸气，延展脊柱，呼气，双手自然打开45度，放平于地面，掌心向上。保持5分钟。	5	1
上臂延展式	仰卧于地面，借助模具，大腿与小腿、大腿与躯干垂直，双脚与小腿垂直。吸气，延展脊柱，呼气，双手与胸前交叉握拳；再次吸气，双手向头顶延展，呼气，延展脊柱，静止1分钟；再次吸气，双手拉与胸前，与地面垂直。重复动作10次。	1	10
仰卧肩部挤压式	仰卧于地面，借助模具，大腿与小腿、大腿与躯干垂直，双脚与小腿垂直。吸气，延展脊柱，呼气，双手先伸直放平于地面，然后将小臂回复至与地面垂直。再次吸气，延展脊柱，呼气，双侧将肩胛骨向内挤压，放松，再次挤压，重复30次。	不限	30
坐位靠墙式	后背靠于墙面，双腿伸直，与肩同宽，双手放在大腿之上，掌心向上。吸气，延展脊柱，肩胛骨内收，呼气，脚尖回钩。保持3分钟。	3	1
垫枕仰卧直角式	仰卧于地面，借助模具，一侧大腿与小腿、大腿与躯干垂直，单侧脚与小腿垂直，对侧腿放在地面，用海绵块在旁做支撑。吸气，延展脊柱，呼气，双手自然打开45度，放平于地面，掌心向上。保持15分钟，重复另一侧。	15	1

111

第三节 腰椎间盘突出

易患人群

1.以固定姿势长时间坐着工作并且很少运动的人，如白领、IT人士、司机等；

2.经常需要弯腰工作的人，如体力劳动者、搬运工；

3.腰部经常受寒的人；

4.经常穿高跟鞋的人、孕妇等。

症状诊断

1.持续性腰部疼痛，平躺时减轻，站立则加重；

2.腰痛向一侧下肢放散，由腰部至大腿及小腿后侧的放射性疼痛或者麻木，一直到脚底部，可有排尿、排便障碍；

3.腰部通常向前弯曲，喜欢采取屈髋、屈膝、侧卧；

4.腰痛在咳嗽、大便时加重。

符合易患人群中的一项及症状诊断中的一项即表明需要进行3A姿势保健。

一位男病人，38岁，是公司主管。2个月前，在一次公司内部篮球赛后突然出现腰痛，疼痛波及右侧大腿，一直疼到脚的外侧。腰椎MRI显示第三～四腰椎和第四～五腰椎间盘突出，部分髓核已经游离。医生告诉他有瘫痪的危险，建议他抓紧时间做手术。但他对手术非常排斥，担心会对今后生活有影响，于是采取保守治疗。他每天往返于公司和医院门诊之间，做拔罐、按摩等理疗，但收效甚微。他几乎绝望了。一个偶然的机会，他听朋友提起3A姿势治疗，于是来到我的门诊。

像这位病人一样有腰椎间盘突出的人十分多见。腰背部作为人体中轴骨的主要组成部分，承担了重要作用。但腰背部容易受到各种因素的损伤，由腰椎间盘突出引起的腰痛也很常见。年轻人患腰椎间盘突出，对于今后的生活与工作会产生极大的影响。

其实，腰椎间盘突出是可以防治的。注重姿势健康与腰背部关键肌肉的运动练习，就能最大限度防治腰椎间盘突出，并且可以通过运动恢复受损的结构。90%以上的腰椎间盘突出引起的腰痛，是不需要开刀手术就可以缓解疼痛、消除症状的。

腰椎间盘突出的原因

人的脊柱分为颈段、胸段、腰段、骶段和尾段。颈段、胸段、腰段椎体之间和第一骶椎上面有椎间盘存在。正常颈椎有5个椎间盘，胸椎有12个椎间盘，腰椎有5个椎间盘。腰椎是承受上半身重量的最重要的结构（图3-3-1）。第5腰椎是脊椎中最大的椎体。腰椎可以进行50度屈曲、15度伸展、5度旋转与15～20度侧屈的动作。腰椎椎间盘是脊柱的重要缓冲装置。椎间盘中心为髓核，外面包绕着纤维环。第三～四腰椎间盘在站立时承受压力为100%。这种压力在仰卧位时最低，而在站立前屈时压力明显增加。当纤维环损伤或者破裂后，髓核向外膨出或者突出，压迫神经或者脊髓，就会引起腰痛、并且可以向腿部及脚底放射，这就是腰椎间盘突出症。

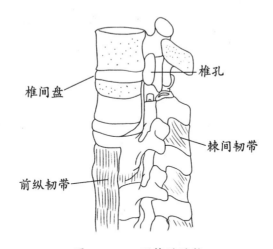

椎孔

椎间盘

棘间韧带

前纵韧带

图3-3-1　腰椎的结构

腰椎间盘突出的主要原因是在椎间盘退行性变的基础上，某种原因诱发了椎间压力突然升高，导致变性、变薄的纤维化破裂，髓核突出（图3-3-2）。但是腰椎间盘突出引起腰痛、神经受损的原因还不是特别清楚。同时在临床上经常见到腰椎间盘突出很厉害，但病人没有明显的腰腿痛症状的例子。也有些病人，腰腿痛症状特别明显和典型，但腰椎间盘突出并不重。

因此，腰椎间盘突出的治疗重点在于处理腰椎间盘的观点值得商榷。

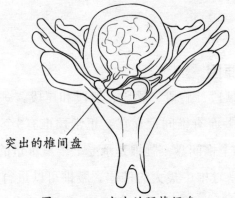

突出的椎间盘

图3-3-2　突出的腰椎间盘

通过3A姿势评估体系找到引起腰椎间盘突出的主要诱因，再针对病因进行相应的矫正，就可以让我们远离腰椎间盘突出的困扰。

针对腰椎间盘突出的3A姿势诊断

结合腰椎间盘突出相关的一项或者多项，结合症状，就能明确诊断患有由长期姿势问题引起的腰椎间盘突出。腰椎间盘突出的3A姿势评估重点是骨盆位置、腰椎前凸、头部前伸及膝关节与脚部的位置和姿势。

冠状轴： 身体躯干旋转，身体左右侧不在一个冠状面上；双侧肩膀向前突出。双侧外"八字"脚。

水平轴： 两侧肩膀不一样高，两侧骨盆不一样高。

矢状轴： 头部向前伸，耳肩线呈倾斜状。骨盆明显前倾。膝关节屈曲或者过伸。

痛点： 在脊柱深部肌群，包括竖脊肌、最长肌、髂肋肌、梨状肌、臀大肌等部位可触及痛点（图3-3-3）。

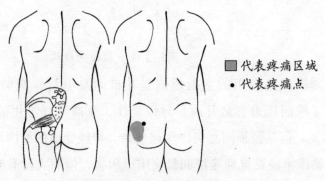

■代表疼痛区域
•代表疼痛点

图3-3-3　腰椎间盘突出的痛点和疼痛区域

还是那句老话，偶尔地因为工作或者生活需要而使身体偏离3A姿势，没有让身体的纵轴、水平轴和矢状轴处在正确位置，我们并不能感觉到不适。但腰部承担了人体躯干的主要重量，长时间习惯性的姿势偏离，会让腰部的椎间盘、神经、肌肉、肌腱承受过重的负担，这种持续不断的负担给人带来了一定的损害，主观上，这些人也会感觉到腰部的疼痛或者不适。

腰椎间盘突出的发病年龄越来越年轻。矫正不良姿势，改变不良习惯，加强腰背部肌肉和腹部肌肉的功能练习，让与腰部相关的各个结构回复到自然、放松的姿势，就可以从根本上祛除让人烦恼的腰椎间盘突出了。

3A姿势治疗

1. 最有效动作

腰椎间盘突出与姿势关系密切。在不良姿势下，腰椎间盘负重明显增加，可使髓核突出，压迫神经根，导致坐骨神经痛。在神经受压中，梨状肌等髋关节外旋肌肉起到了很重要的作用，这些肌肉与腰肌一起，负责骨盆和脊柱的稳定，外"八"字脚情况下，外旋肌肉力量过大，导致腰椎不稳定。因此，维持骨盆的正确位置、缓解肌肉紧张状态是治疗腰椎间盘突出的重点。我推荐的最有效动作是仰卧直角夹枕式（图3-3-4）。

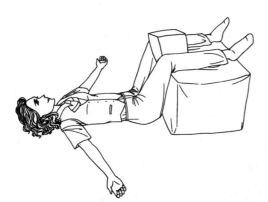

仰卧于地面，借助模具，大腿与小腿、大腿与躯干垂直，双脚与小腿垂直，在双膝之间放置模具。吸气，延展脊柱，呼气，双手自然打开45度，放平于地面，掌心向上。再次吸气，背部放松，呼气，大腿内侧肌肉收缩夹枕。重复动作60次。

图3-3-4　仰卧直角夹枕式

仰卧直角夹枕式是通过重力作用恢复人体正常的关节排列、脊柱的生理曲线；通过夹枕动作，强化髋关节内收功能，达到与髋关节外旋肌肉的平衡，从而缓解腰椎间盘突出的症状。

2. 坐姿调整

在坐位时，身体要挺直，上身不要倾斜，头部不要前伸；双腿不要交叉或跷"二郎腿"；保持双脚与肩同宽，脚趾伸向正前方。

工作超过30分钟就应该休息一下，或者进行仰卧直角夹枕式锻炼。

3. 深部按摩

寻找腰部疼痛的敏感点，进行深部按揉，缓解局部疲劳，促进血液循环。

腰椎间盘突出，尤其是年轻人的腰椎间盘突出，与姿势有明显的关系。现代化的生活与办公方式，使人们长期静坐，运动量明显减少，腰背部肌肉力量减弱。很多人腹肌力量弱，部分年轻人连俯卧撑和仰卧起坐这样的动作都做不了几下，因为这些动作是要求腹肌很有力的。肥胖者因过多的脂肪在腹壁和腹腔内，将腰椎拉向前方，更进一步减弱了腹肌的力量。而腰背部与腹部肌肉对于维持骨盆位置是必要的。骨盆前倾，腰椎就被迫前突，挤压腰椎间盘，会加速其变性过程。

我对前面这位病人做了3A评估，发现他的头部向左侧倾斜，头部明显前伸，头部超过肩耳线4厘米，左侧肩膀较右侧抬高，轻度驼背、明显的骨盆前倾及明显外八字脚。

相应的其他检查也发现，病人骨盆边缘及臀大肌有明显触痛点和结节，身体姿势有多种问题，腰部肌肉处于劳损状态，加之运动损伤，引起了腰椎间盘的改变，导致腰椎间盘突出。

由于病痛是在长期的骨盆前倾、腰背部肌肉处于失衡状态的基础上，因剧烈运动引起腰部肌肉劳损所致，需要进行系统的姿势矫正练习和腰部相关肌肉的功能锻炼，以阻止症状继续加重，减轻和治愈腰痛。

在教会他正确的坐姿后，为加强腰部力量，防止腰部肌肉进一步受到伤害，我让他坚持使用医用腰围，每天按摩痛点3～5次，每次1分钟。

与其他病人一样，我让他在门诊做第一套动作练习。这位病人在门诊第一次做完全套动作后就感到腰部轻松许多，对3A姿势保健建立了信心。我要求他每天坚持做30分钟这套动作。

　　1个月后病人来门诊复查，他的腰部疼痛已经消失。复查腰椎MRI的结果提示，其腰椎间盘突出的病理改变没有明显变化。但是，由于腰痛症状的缓解，病人感到自己的生活质量有很大改善，工作的信心顿增。更为重要的是，3A姿势疗法仅需每天坚持动作练习而无须做手术，让他非常满意。

　　3A姿势疗法的核心是通过练习，修正自身不正确的姿势，将身体调整到自然、放松的状态，从而达到祛除疾病的目标。我的体会是，在这些接受治疗的病人中，最能取得疗效和持久效果的，往往是那些有恒心和毅力，坚持下来的人。古人常说，水，至柔也，然能穿石。3A姿势疗法和战胜疾病的毅力，是祛除疾病的两大法宝。

表3-3 腰椎间盘突出3A姿势疗法日常练习方案

动作名称	练习方法	时间(分钟)	重复次数
坐位膝挤压	坐在椅子上,在两侧膝部夹枕。臀部向前转动,下背部形成弓形。保持两脚指向前方,上身放松。在两膝间,挤压枕头,然后放松。注意保持下背部的弓形,脚指向正前方。	不限	60
仰卧直角夹枕式	仰卧于地面,借助模具,大腿与小腿、大腿与躯干垂直,双脚与小腿垂直,在双膝之间放置模具。吸气,延展脊柱,呼气,双手自然打开45度,放平于地面,掌心向上。再次吸气,背部放松,呼气,大腿内侧肌肉收缩夹枕。重复动作60次。	不限	60
改良地面木块运动	俯卧于地面,双脚打开,与肩同宽,足跟外展。借助辅具,让双侧肩胛骨垫起。吸气,延展脊柱,呼气,双手打开,握拳,拇指向上,与身体长轴垂直,保持1分钟;吸气,手臂向上旋转45度,呼气,保持1分钟;吸气,手臂继续向上旋转45度,呼气,保持1分钟。重复动作3次。	3	3
模具猫狗式	将双膝放在模具上,双膝打开与肩同宽,手臂伸直,放于地面。吸气,放松,呼气,低头、肩胛骨向上推送,腰部下移,臀部翘起。保持3分钟。	3	1
仰卧直角式	仰卧于地面,借助模具,大腿与小腿、大腿与躯干垂直,双脚与小腿垂直。吸气,延展脊柱,呼气,双手自然打开45度,放平于地面,掌心向上。保持5分钟。	5	1
仰卧单侧直角式	仰卧于地面,借助模具,一侧大腿与小腿、大腿与躯干垂直,脚与小腿垂直,对侧腿放在地面,用海绵块在旁做支撑。吸气,延展脊柱,呼气,双手自然打开45度,放平于地面,掌心向上。保持15分钟,重复另一侧。	15	1

第四节　膝关节慢性骨性关节炎

易患人群

1.膝关节与脚部解剖结构异常的人，比如内、外八字脚；O型腿、X型腿等；

2.肥胖及经常站立的人，比如教师、售货员、保安、收银员等；

3.经常生活在潮湿、阴冷环境中的人；

4.经常穿高跟鞋的人。

症状诊断

1.膝关节疼痛，从隐隐作痛到疼痛难忍，疼痛在活动后加重，休息后减轻；

2.膝关节肿胀、运动受限，走路或者下楼时膝关节有打软现象，甚至突然跪倒；

3.膝关节屈伸受限，严重者关节僵直。

符合易患人群中的一项及症状诊断中的一项即表明需要进行3A姿势保健。

我的一位病人是我女儿的老师，她才刚过40岁。这位老师工作非常认真，每年都被评为优秀教师，为学生们的进步付出很多。她每天的大部分时间是与学生们一起度过的，因为上课的缘故她经常站立。2年前，她发现自己的右侧膝关节偶尔会有疼痛。最初只在阴雨天时会感到膝关节酸痛，慢慢地遇到课时多的时候，膝关节疼痛就会加重，但休息一会儿就好了。最近几个月，膝关节疼痛的症状明显加重，已经影响到上课。她这才意识到病情严重了。到医院拍过膝关节X线片，提示她的右侧膝关节的关节间隙变窄，关节面毛糙，符合骨性关节炎改变。医生诊断为膝关节慢性骨性关节炎。确诊后，她每天做按摩和理疗，打过封闭，但疼痛只是暂时缓解，过几天疼痛依旧，并且越来越重了。

在我的诊室里，常常会见到这样的病友。他们多数已近不惑之年，是单位的骨干和中坚力量，但是病痛成为他们向事业更高峰冲刺的阻碍。膝关节慢性骨性关节炎，也称为退行性骨关节病、骨质增生，发病率占全身骨性关节炎的首位，是发达国家中年以上人群的主要慢性致残原因。在我国，膝关节骨性关节炎的患病率达9.56%。膝关节的疼痛与功能障碍严重影响病人的生活质量，日益引起人们的重视。

　　膝盖疼痛发生在中老年人群中，与慢性劳损有关，医学上属于常见病和多发病，难以根治。为什么会这样？因为引起关节炎的原因没有祛除，现有的医学手段基本上就是治标不治本了。所以，矫正不良姿势，改变不良习惯，让与膝关节相关结构回复到自然、放松的姿势，就可以从根本上祛除让人烦恼的膝盖疼痛了。

膝关节慢性骨性关节炎的原因

　　膝关节是下肢的一个重要关节（图3-4-1），主要活动在伸屈方向，将重力通过轴向压力传递到双脚。人体力学的分布在膝关节负重上体现得非常明显，在多种姿势异常时，人体生物力线发生变化，膝关节内的结构不再均匀负重，累积的结果就是发生慢性劳损。这是形成膝关节炎的重要基础。

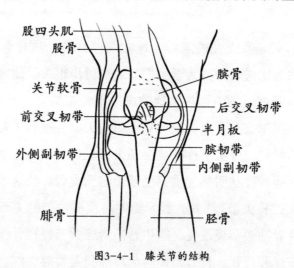

图3-4-1　膝关节的结构

　　膝关节慢性骨性关节炎是软骨随着年龄增长磨损程度加重而发生退化的一种病理改变。膝关节负重多，运动量大，支撑性差，由周围韧带等组织维持稳定。膝关节由股骨远端、胫骨近端形成的胫股关节与股骨和髌骨组成的髌股关节组合而成。

　　膝关节慢性骨性关节炎分为原发性和继发性两种，原发性是指与年龄老化有关，而没有其他因素的关节炎；继发性是指由于关节创伤、关节畸形、关节炎症或者其他疾病引起的，也称为创伤性关节炎。

　　本病多见于女性，尤其是绝经前后的妇女。与关节炎有关的因素包括肥胖、营养不良、生活在潮湿和阴冷环境中等。生物力学因素在膝关节炎发病中起到了重要作用，如经常穿高跟鞋，加重骨盆前倾，在走路时，髋关节、膝关节、踝关节功能不在最佳的生物力线上，因为扭力的作用，关节软骨不能均匀受力而发病。

　　膝盖疼痛的发生原因多种多样，表现也因人而异，应用3A姿势评估体系找到病因，再针对病因进行相应的矫正，可以预防膝关节慢性骨性关节炎。

针对膝关节慢性骨性关节炎的3A姿势诊断

　　3A评估中与膝关节骨性关节炎相关的一项或者多项，结合症状，就能明确诊断患有由长期姿势问题引起的膝关节慢性骨性关节炎。膝关节骨性关节炎的3A姿势评估重点是骨盆、腰椎、膝关节、踝关节及脚部的姿势。

　　冠状轴：身体躯干有旋转，身体左右侧不在一个冠状面上，身体左侧或者右侧向前旋转。双脚内八字、外八字；膝关节"O型"腿、"X型"腿;脚间距变宽、变窄。

　　水平轴：两侧肩膀不一样高；两侧髂前上棘不等高。

　　矢状轴：头部向前伸，耳肩线呈倾斜状。骨盆前倾；膝关节屈曲或者过伸。

　　痛点：在大腿后侧肌群及前侧肌群，如股二头肌、半膜肌、半腱肌的下端、股四头肌靠下方的位置可触及痛点（图3-4-2）。

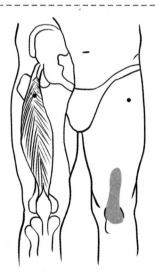

■代表疼痛区域
●代表疼痛点

图3-4-2　膝关节慢性骨性关节炎的痛点和疼痛区域

　　医生经常会告诉病人，膝关节慢性骨性关节炎、关节面毛糙、关节间隙变窄，就是关节软骨损伤的表现。而在姿势不正中，膝关节姿势的解剖结构异常，也起到了重要作用，尤其是膝内翻、膝外翻和膝关节异常旋转。膝关节内翻、外翻，包括扁平足、高弓足等，与青少年发育期家长没有重视矫正有直接关系，在人的快速发育阶段，这些结构异常是非常容易出现的。预防膝关节骨性关节炎需要从小做起，尽早矫正X型腿和O型腿。

3A姿势治疗

1. 最有效动作

　　在膝关节骨性关节炎的发生中，姿势不正引起的生物力学负重不平衡起到了重要作用。在平衡的人体姿势下，人体的重力线从正面看通过身体的中心，从侧面看在外踝前方，通过膝关节、髋关节、肩关节、外耳道的中心位置。姿势不正导致人体生物力线的变化，重力不能均匀分布在膝关节面上，从而引起关节软骨的慢性损伤。应对这种慢性损伤，最重要的是恢复人体的力学平衡。为此，我推荐的最有效动作是仰卧单侧渐进单侧直角式（图3-4-3）。

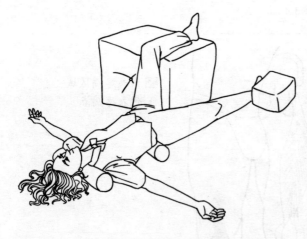

仰卧于地面，借助模具，一侧大腿与小腿、大腿与躯干垂直，脚与小腿垂直，对侧腿放在地面，用海绵块在旁做支撑。吸气，延展脊柱，呼气，双手自然打开45度，放平于地面，掌心向上。首先将右腿伸直抬高，脚跟放在模具上，保持1分钟，然后将右腿向下放低5厘米，保持1分钟，然后放于地面，保持1分钟。重复另一侧。

图3-4-3　仰卧单侧渐进单侧直角式

　　慢性膝关节炎的发生与人体生物力学结构失衡有关，即一侧关节软骨负重过大。维持膝关节稳定性最重要的就是股四头肌和腘绳肌。仰卧单侧渐进单侧直角式动作，恢复脊柱生理弯曲和肩胛骨位置，通过牵拉一侧腘绳肌，加强膝关节屈曲和髋关节屈曲，逐渐建立膝关节屈肌和伸肌的平衡，恢复膝关节稳定性，减少力学不均衡的损害。

2. 坐姿调整

在坐位时，身体要挺直，上身不要倾斜，头部不要前伸；双腿不要交叉；保持双脚与肩同宽，脚趾伸向正前方。

长时间静坐后应适当休息一下，或者进行仰卧单侧渐进单侧直角式动作的锻炼。

3. 深部按摩

寻找膝盖部疼痛敏感点，进行深部按揉，缓解局部疲劳，促进血液循环。

膝关节与骨盆、髋关节、脚踝及足部位置有密切关系，身体长期、习惯性的姿势偏离，就会让这些部位的肌肉、肌腱、韧带、滑膜甚至软骨承受过重的负担，这种持续不断的负担给人带来了一定的损害，最初的症状就是会感觉到膝关节周围的疼痛或者不适。

我对前面的这位病人进行了3A评估，发现她头部偏向左侧，头部前伸，轻度驼背，明显骨盆前倾及轻度骨盆倾斜，膝关节轻度屈曲呈X型；在膝关节上方、内侧和腘窝处有明显的压痛点，局部肌肉有硬结，按压痛点，难以忍受疼痛。分析原因，习惯性右腿负重造成膝关节承受很大压力，加上骨盆前倾和头部前伸的影响，关节软骨承受压力更大。关节面出现的毛糙只是上述问题的反应。在膝关节周围肌肉出现了明显痛点和结节，是肌肉长期慢性劳损的表现。

她的疼痛原因在于长期的姿势不正，人体力学结构已经改变了，引起了肌肉的劳损，导致了膝关节疼痛。所以此前的治疗无法达到预期效果。

我还是首先建议病人改变坐姿，养成双脚与肩同宽、双脚伸向前方的坐姿；双腿不要交叉（因为这会使骨盆承受的力量增加）；身体坐直，避免驼背及头部过度前伸；并且训练她使用正确的身体负重方式和脚部负重位置。

在纠正不良姿势的同时，我还教会她每天自己按摩痛点10次左右，每次1分钟就可以。并要求她每天坚持练习整套动作。

　　1个月后来门诊复查时，她的膝关节疼痛明显减轻了，重新站在讲台上让她的感觉非常好。她告诉我，其实她母亲年轻时也遇到了膝关节慢性骨性关节炎的问题，但是由于没有找到适合的治疗方案晚年时做了手术，现在仍然会偶有复发。她学习了3A姿势疗法后，就将这套动作教会母亲，母亲的症状也有所改善。

　　解铃还须系铃人。病痛源自姿势不良，矫治也须通过调整姿势，才能改善肌肉情况并解除疼痛。持之以恒，健康回来了。

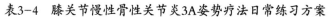

表3-4　膝关节慢性骨性关节炎3A姿势疗法日常练习方案

动作名称	练习方法	时间(分钟)	重复次数
仰卧直角式	平卧于地面，借助模具，大腿与小腿、大腿与躯干垂直，双脚与小腿垂直。吸气，延展脊柱，呼气，双手自然打开45度，放平于地面，掌心向上。保持5分钟。	5	不限
绕踝式	仰卧于地面，双手放于身体两侧，吸气，延展脊柱，呼气，屈左膝，双手提拉膝盖下方；再次吸气，延展脊柱，呼气，以脚踝为中心顺时针旋转10次，脚静止，脚趾向头部勾送10次。然后进行相反方向练习，重复动作30次。	不限	30
屈膝直腿式	仰卧于地面，将束带套于右脚脚掌上，放松。吸气，延展脊柱，呼气，屈双膝，再次吸气，用手拉束带，呼气，将右腿竖直于地面，保持1分钟；吸气，延展脊柱，呼气，双手拉束带，右腿缓缓向下移45度，保持1分钟。进入相反方向，保持1分钟。	3	1
仰卧单侧渐进单侧直角式	平卧于地面，借助模具，一侧大腿与小腿、大腿与躯干垂直，脚与小腿垂直，对侧腿放在地面，用海绵块在旁做支撑。吸气，延展脊柱，呼气，双手自然打开45度，放平于地面，掌心向上。首先将右腿伸直抬高，脚跟放在模具上，保持1分钟，然后将右腿向下放低5厘米，保持1分钟，然后放于地面，保持1分钟。重复另一侧。	6	不限
坐位靠墙式	后背靠于墙面，双腿伸直，与肩同宽，双手放在大腿之上，掌心向上。吸气，延展脊柱，肩胛骨内收，呼气，脚尖回钩。保持3分钟。	3	不限

第五节 股骨头坏死

易患人群

1.经常单腿负重，喜欢屈髋、屈膝的人，如经常爬山、跑步、过多走路等；

2.长时间静坐；

3.经常大量饮酒的人；

4.大量使用激素的人。

症状诊断

1.臀部疼痛，静坐后加重，活动后减轻，可向大腿、小腿或者足部放射；

2.臀部疼痛并且有髋关节肿胀；

3.大腿向外侧活动困难；髋关节活动困难，需要借助其他物体才能行走。

符合易患人群中的一项及症状诊断中的一项即表明需要进行3A姿势保健。

2011年的秋天，有一位男病人来到门诊找我看病。因为他有很大的酒量，所以我对这个人印象很深。他是一名政府官员，50岁。因为工作的关系经常应酬，后来他也有了酒瘾，每天大约喝250克白酒，不然就觉得浑身不舒服。近两年他逐渐感觉右侧髋骨处隐隐作痛，起初没有太在意，但随着疼痛越来越重，尤其在大腿向外侧活动时或坐得时间长时表现的很明显，他意识到了病情的严重。他去医院拍了髋关节MRI片，医生告诉他股骨头已经有早期坏死的表现了。

这位病人很震惊，因为他没有想到股骨头已经有了病理改变。他戒了酒，坚持理疗和中药外敷治疗，并按照医生的建议，少做体力劳动，少走路，但髋骨疼痛仍然没有好转迹象。他非常担心自己是不是该换人工股骨头了。

股骨头坏死也称为无菌性坏死或者缺血性坏死。其病变的实质是股骨头的缺血，病情严重者需要更换人工股骨头。这是常见的引起髋关节疼痛的原因。股骨头坏死的病因不明确，与酗酒、大量使用激素有关，但从生物力学的角度看，股骨头承受的压力过大，局部血管、肌肉、软骨和骨骼的慢性损伤是发病的关键。

如果能够减少股骨头和髋关节的负重，减少对于髋关节与股骨头血管、软骨及骨性结构的损伤，通过改善人体姿势，改变人体的负重分布，减少长时间的压力及劳损，就能够减少股骨头坏死的发生。

股骨头坏死的原因

髋关节由股骨的头和骨盆的髋臼组成（图3-5-1）。髋关节有一个松弛的关节囊，外面有强大的肌肉群与臀部相连。股骨头是一个2/3的球状体，内侧中央部分软骨最厚，边缘处逐渐变薄。这种软骨分布产生的机械性能会影响从髋臼到股骨头的应力传导。

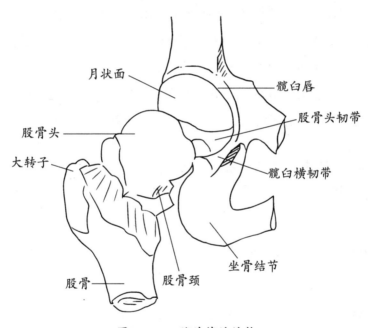

图3-5-1 髋关节的结构

人类行走时主要是肢体的前屈和后伸，这个动作主要依靠腰大肌的运动完成，腰大肌起源于膈肌及腰椎椎体侧面，向下走形到股骨小转子，是人体将股骨与脊柱相连的唯一一对肌肉。而这对肌肉受到人体姿势的影响非常大。与青年人相比，老年人行走步态的幅度明显变小，这与腰大肌柔韧性的下降有明显关系。

你可以做一个简单的测试：双脚与肩同宽站立，闭上双眼，感受左右脚底承受的重量，很多人都有感觉一侧脚底，比如右侧脚底明显受力的情况。也可以让双脚分别站在两个电子秤上，看两脚承受重量是否一致。我相信，您一定会大吃一惊的。

在人体负重不均衡的状况下，股骨头表面的软骨将开始磨损，但每天我们走路、跑跳，没有给软骨丝毫修复的机会，最终导致严重关节病变而需更换股骨头。

股骨头坏死的发生原因不同，表现也因人而异，除大量饮酒及大量应用激素之外，其他原因引起的股骨头坏死可以应用3A姿势评估体系找到病因，再针对病因进行相应的矫正，可以让它不再烦人。

长期、习惯性的姿势偏离，会让相应部位的神经、肌肉、血管、肌腱、软骨和骨头承受过重的负担，这种持续不断的负担给人带来了损害，会让人感觉到髋关节及臀部的疼痛或者不适。

通过3A姿势治疗，让偏离了正确位置的关节、骨盆恢复到自然、放松的状态，可以改善疾病的症状，让我们重新找回健康。

针对股骨头坏死的3A姿势诊断

3A评估中重点应关注骨盆、腰椎、膝关节、踝关节与足的姿势，结合症状，就能明确诊断患有由长期姿势问题引起的股骨头坏死。股骨头坏死的3A姿势评估重点是髋关节和骨盆。

冠状轴：身体躯干有旋转，身体左右侧不在一个冠状面上，身体左侧或者右侧向前旋转；双脚外八字、双脚间距增宽或者明显缩窄。

水平轴：两侧肩膀不一样高，两侧髂前上棘不等高。

矢状轴：头部向前伸，耳肩线呈倾斜状。明显骨盆前倾，腰椎前突，双侧或者单侧膝关节屈曲。

痛点：主要的痛点在大腿肌肉和臀部肌肉，如阔筋膜张肌、缝匠肌、臀大肌等（图3-5-2）。

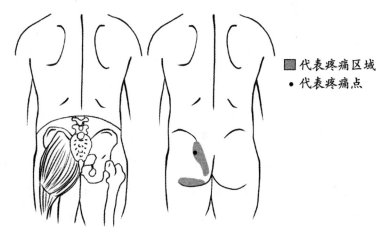

■ 代表疼痛区域
● 代表疼痛点

图3-5-2 股骨头坏死的痛点和疼痛区域

3A姿势治疗

1. 最有效动作

股骨头坏死与髋关节的结构失衡有关,而股骨头的运动需要臀大肌的正常功能,臀大肌在行走和站立中是受到影响最大的肌肉之一。所以,最重要的是减轻关节的磨损和压力负担,我推荐的最有效动作是飞式(图3-5-3)。

双膝打开,与肩同宽,双手放于地面,手臂伸直。吸气,延展脊背,呼气,抬头、塌腰,再次吸气,延展脊柱,呼气,左侧手臂向上伸展抬起,右腿伸直向上,保持平衡1分钟。对侧同样动作,保持1分钟。

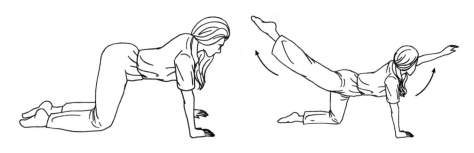

图3-5-3 飞式

飞式通过训练臀大肌功能,恢复股骨头在站立、行走中的负重平衡,减少关节的损伤,修复和治愈股骨头坏死。

129

2. 坐姿调整

在坐位时，身体要挺直，上身不要倾斜，头部不要前伸；双腿不要交叉，保持双脚与肩同宽，脚趾伸向正前方；放松臀部及髋关节周围肌肉。每次静坐30分钟以上，应站起来活动一下，或者进行飞式的锻炼。

3. 深度按摩

寻找臀部疼痛敏感点，进行深部按揉，缓解局部疲劳，促进血液循环。

臀部疼痛对人们的生活影响巨大，而传统的治疗方法效果又不佳。为什么？因为引起疼痛的原因没有祛除，现有的医学手段基本上就是治标不治本了。所以，矫正不良姿势，改变不良习惯，让与臀部相关的各个结构回复到自然、放松的姿势，就可以从根本上祛除让人烦恼的股骨头坏死了。

我给本节开头说到的这位病人做了3A评估，发现他的头部向右侧偏曲，头部前伸、明显驼背、身体向前倾，骨盆前倾明显，腰椎前突，左脚稍稍外撇，双膝屈曲，双侧髋关节外侧肌肉有明显的压痛点和结节。诱发其发病的原因是长期的坐姿不正和不良的生活方式。

针对这些问题，我向他讲解了目前他的姿势状况对于髋关节和股骨头带来非常大的压力，人体重量过多的压在了髋关节上。相关的其他检查还显示股骨头已经有轻微的病变了，局部肌肉也有劳损表现，形成了恶性循环。

我建议他通过深部按摩及姿势矫正练习，缓解肌肉痉挛，减轻髋关节压力，缓解疼痛，防止病情进一步发展。我让他从现在起改变坐姿，不要双腿交叉或者跷"二郎腿"。同时学习正确的站立和走路方法。此外，我还教会他每天自己按摩痛点10次左右，每次1分钟就可以。并要求他每天坚持练习整套动作，每套30分钟。

3个月后来病人来复查时，他的髋关节疼痛好多了，坐的时间也能更长久，复查MRI显示病情没有进一步发展。

养成良好的习惯，健康就会有大改变。动作练习可以帮助病人恢复臀部肌肉、肌腱的平衡功能，远离疼痛。学习正确的姿势，更要坚持不懈的练习，才能达到预期的治疗目标。

表3-5　股骨头坏死3A姿势疗法日常练习方案

动作名称	练习方法	时间(分钟)	重复次数
仰卧直角腹肌收缩式	仰卧于地面，借助模具，大腿与小腿、大腿与躯干垂直，双脚与小腿垂直。吸气，腹部隆起，延展脊柱，呼气，腹部收缩，肌肉收缩保持2秒钟，重复动作20次。	不限	20
仰卧蛙式	仰卧于地面，吸气，延展脊柱，双手打开45度，自然放松；呼气，屈双膝，双脚并拢，缓慢双膝打开，找寻地面，双脚掌自然相对。保持2分钟。	2	1
仰卧单侧直角式	仰卧于地面，借助模具，一侧大腿与小腿、大腿与躯干垂直，脚与小腿垂直，对侧腿放在地面，用海绵块在旁做支撑。吸气，延展脊柱，呼气，双手自然打开45度，放平于地面，掌心向上。保持15分钟，重复另一侧。	30	1
坐位靠墙式	后背靠于墙面，双腿伸直，与肩同宽，双手放在大腿之上，掌心向上。吸气，延展脊柱，肩胛骨内收，呼气，脚尖回钩。保持3分钟。	3	1
飞式	双膝打开，与肩同宽，双手放于地面，手臂伸直。吸气，延展脊背，呼气，抬头、塌腰，再次吸气，延展脊柱，呼气，左侧手臂向上伸展抬起，右腿伸直向上，保持平衡1分钟。对侧同样动作，保持1分钟。	1	1
辅具直角式	将辅具放于桌面，双手放在辅具上，双脚向后，调整身体，双腿与躯干呈90度，双脚打开，与肩同宽。吸气，延展脊背，呼气，腰部向下。保持1分钟。	1	不限

第六节　鼠标手

易患人群

1.长时间使用电脑的人，如白领、IT人士、软件工程师、办公室人员等；

2.需要经常手腕屈曲姿势工作的人，如面案工、纺织工、洗衣工等；

3.绝经期的妇女、孕期妇女等。

症状诊断

1.手指、手腕部酸胀、麻木、疼痛，尤其是拇指、食指和中指的拇指一侧；

2.手指麻木、疼痛在夜间加重，晨起时需要甩几下手，才能缓解麻木；

3.颈肩部不舒服，手腕无力，不能拿握精细、很小的物体。

符合易患人群中的一项及症状诊断中的一项即表明需要进行3A姿势保健。

"鼠标手"是一个新的流行词，是现代化的生活与工作方式、现代文明带给人类的"礼物"。"鼠标手"成为严重影响IT人士的一种"职业病"。"鼠标手"在医学上被称为"腕管综合征"，是正中神经在手腕部被压迫所致。目前，美国劳工部已经将其列为工作场所"流行病"，美国每年有50万病人因为"鼠标手"而接受手术治疗。据称，我国也拟将"鼠标手"列为职业病。

我有一位女病人，52岁，是单位财务，长年做案头工作。3年前她的左手被诊断为"鼠标手"，做过正中神经减压手术，但手术后手腕部仍有不舒服，手部腱鞘炎经常出现。半年来，右手逐渐出现拇指和食指的麻木，最初是晚上麻木重，早晨起床后，要甩几下手，才能恢复过来。慢慢地白天手也出现麻木，无论怎么甩手，麻木感都不消退了。她到医院做肌电图检查，显示右侧正中神经传导速度明显减慢，但肌肉没有问题。

自从右手出现问题后，这位女士经常去做理疗，打过两次封闭，但症状缓解后很快又复发。她很恐惧，不愿意右手再做手术，就来到了我的门诊。

"鼠标手"的原因

手部是人体最为精细的部位，可以朝各个方向灵活运动（图3-6-1）。所以腕关节这么小的部位集中了多条神经、肌腱、韧带和肌肉，小骨头众多，还有很多血管为它们供血。腕管是前臂的神经、肌腱、血管进入手掌的通路，就像一个坚硬的隧道一样。

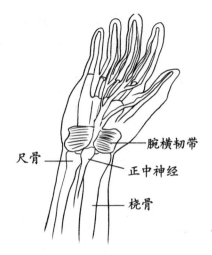

图3-6-1　手及腕关节的结构

有些人先天性腕管容积就小，空间一小，正中神经就容易被压迫，引起手指麻木、疼痛；大多数人是因为长期的姿势不正或者腕部重复性运动，引起了腕管周围结构的慢性损伤，局部有水肿形成，管腔容积减少，才会压迫神经。另外，怀孕期间或者妇女在停经前后，身体内的水分大量潴留，这种全身性变化也包括了腕管水肿，也会导致神经受压。

引起"鼠标手"的原因不同，表现也因人而异。应用3A姿势评估体系找到病因，再针对病因进行相应的矫正，可以让它不再烦人。

针对办公室白领的3A姿势诊断

3A评估中与鼠标手相关的一项或者多项，结合症状，就能明确诊断患有由长期姿势问题引起的"鼠标手"。评估应重点评估头部、肩关节、腕关节。

冠状轴：身体躯干有旋转，身体左右侧不在一个冠状面上，身体左侧或者右侧向前旋转。双侧肩膀向前；圆肩。

水平轴：两侧肩膀不一样高；骨盆倾斜。

矢状轴：头部向前伸，耳肩线呈倾斜状；骨盆前倾。

痛点：在肱肌、尺侧腕屈肌、桡侧腕屈肌等位置可触及痛点（图3-6-2）。

姿势不正是"鼠标手"的第一大病因。就像图3-6-3中这个人一样，很多人每天坐在电脑前面都是这个姿势，肩部下垂，弓着背，头部向前。这种姿势引起胸部肌肉被动收缩，背部肌肉被动拉伸，如果没有得到锻炼，这种不良姿势会导致肩部肌肉功能下降。缩短的胸部肌肉及身体前倾，使从胸廓出发到手部的神经受到压迫。

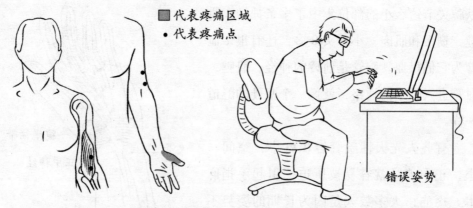

图3-6-2 鼠标手的痛点和疼痛区域　　图3-6-3 错误的姿势易致"鼠标手"

　　重复性压力是"鼠标手"的第二大原因。长期在不良姿势下使用电脑或者长时间从事屈曲腕部的工作，使正中神经受到这种持续性和重复性的压力，引起局部神经肿胀，又没有充分的时间自我恢复，最终导致正中神经卡压，形成鼠标手；或者尺神经受到压迫，形成腕管综合征，产生持续的小指麻木、疼痛症状。

3A姿势治疗

1. 最有效动作

　　手腕部疼痛常见于手和前臂多次重复运动的人群，主要的原因在于重复性运动导致腕部和前臂肌肉张力比较高，导致慢性肌腱炎和神经受压。所以，解决慢性肌腱炎和神经受压的问题，最主要的是要降低腕部和前臂肌肉张力，缓解神经所受到的压力。我推荐最有效的动作是手臂环绕式（图3-6-4）。

　　手臂绕环式采用站立位置，身体的肩、髋、膝、踝关节在一条直线上排列，身体恢复中正位置。双手臂伸直，四指屈曲，拇指向外，手臂的屈肌和伸肌群处于平衡状态，通过顺时针与逆时针旋转，对于手臂的伸肌群和屈肌群都进行了拉伸，平衡的肌肉功能，减少了肌肉高张力和劳损；双臂与肩平齐，将减轻圆肩和保持肩胛骨在正常位置，通过运动，建立肩关节与手臂、手腕的正常解剖位置，减少神经受压概率，从而缓解疼痛。

直立吸气，双脚与肩同宽，呼气，手臂与地面水平伸直，拇指垂直于四指，四指屈曲；再次吸气，以肩关节为中心点，带动上臂和前臂，延展到双手，呼气，从前向后划圈30次；再次吸气，延展脊柱，再次呼吸，向相反方向划圈30次。

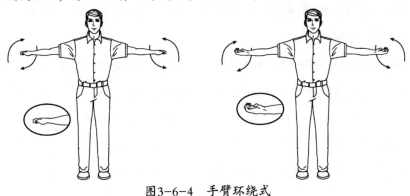

图3-6-4　手臂环绕式

2. 坐姿调整

在坐位时，身体要挺直，上身不要倾斜，头部不要前伸；双腿不要交叉，保持双脚与肩同宽，脚伸向正前方。

使用电脑的要求：美国的劳工部对于工作场所使用电脑的人体工程学提出了明确的建议，规定了桌子、显示器、椅子的高度，甚至对于照明的亮度也有具体的要求。

坐姿：要求脚掌平放在地面、双脚与肩同宽，伸向前方；小腿与大腿、大腿与躯干、前臂与上臂均要呈直角。头部直立，眼睛平视时，视线与屏幕中心呈10度左右的倾斜角度。

每次工作一段时间应休息一下，或者做手臂环绕式锻炼。

3. 深部按摩

寻找手腕部、颈肩部及肘部的疼痛敏感点，进行深部按揉，缓解局部疲劳，促进血液循环。

"鼠标手"发生在特定的人群，医学上属于难以根治的"顽症"，很多人不得不接受手术治疗。为什么？因为引起"鼠标手"的病因没有祛除，现有的医学手段基本上就是治标不治本了。所以，矫正不良姿势，让与手腕相关的各个结构回复到自然、放松的姿势，减少重复性压力，就可以根除让人烦恼的"鼠标手"了。

我对前述这位病人做了3A评估后发现，她的头部不自觉偏向左侧，头部前伸、轻度驼背、双侧肩膀向前，轻度骨盆前倾，坐着时，双腿不自主的交叉。对肌肉痛点检查情况是右侧肩部斜方肌处、肘关节内侧、前臂近端外侧及大鱼际明显压痛结节。

说明已经出现了肌肉和肌腱的慢性劳损。这和她的长期姿势不正及工作性质有关，同时与她正处于内分泌功能失调期有关。

我向她讲解了鼠标手发生的原因，及姿势不正对于神经、肌肉功能的影响，她的肌肉和肌腱已经出现了损伤表现，神经已经出现了功能障碍。我建议她每天练习2次矫正动作，同时按摩痛点，如果1个月没有好转，就要去做手术。

由于病痛源自姿势不良，矫治也须通过调整姿势，以改善肌肉情况并解除疼痛。

我建议她检查办公室电脑的高度、桌子及椅子的高度，调整到最佳的位置。在纠正不良姿势的同时，我教会她每天自己按摩痛点10次左右，每次1分钟就可以。要求她每天坚持练习整套动作，每套30分钟。

3周后，病人复诊时告诉我，她的手指麻木症状明显减轻了，她还把3A治疗方法教会了办公室同事，大家觉得非常受益。

见微知著。手的症状往往是全身健康问题的局部反映。在生活中，如果你的家人、朋友或者你自己，发现手麻木的情况，不妨参考3A快速评估法，尽早排除疾患。

表3-6　鼠标手3A姿势疗法日常练习方案

动作名称	练习方法	时间(分钟)	重复次数
墙面钟摆式	吸气，延展脊柱，跪立于墙面，双膝打开与肩同宽，脚尖并拢，足跟分开；呼气，双手握拳拇指伸直，双臂伸直与地面水平，拇指外展，静止1分钟；再次吸气，延展脊柱，呼气，手臂向上45度静止于墙面1分钟；吸气，双臂继续向上45度垂直于地面，静止1分钟，呼气，调息，双手自然回位。	3	1
仰卧单侧直角式	仰卧于地面，借助模具，一侧大腿与小腿、大腿与躯干垂直，脚与小腿垂直，对侧腿放在地面，用海绵块在旁做支撑。吸气，延展脊柱，呼气，双手自然打开45度，放平于地面，掌心向上。保持15分钟，重复另一侧。	15	1
手臂环绕式	直立吸气，双脚与肩同宽，呼气，手臂与地面水平伸直，拇指垂直于四指，四指屈曲；再次吸气，以肩关节为中心点，带动上臂和前臂，延展到双手，呼气，从前向后划圈30次；再次吸气，延展脊柱，再次呼吸，向相反方向划圈30次。	不限	1
肘部开合式	吸气，延展脊柱，呼气，双手掌关节屈曲，拇指向下方指向肩关节，放在太阳穴上。再次吸气，双肘靠拢；呼气，打开肘部。每个动作做30次。	不限	1
幻椅式	找一墙面，双脚打开与肩同宽，足跟与墙距离一大腿长度。吸气，延展脊柱，呼气，双手缓缓放于墙面，身体背部靠墙，缓缓向下，大小腿呈直角，大腿与躯干成直角。保持2分钟。	2	1

137

第七节 高尔夫肘

易患人群

1.高尔夫球运动员、高尔夫球爱好者、学生、矿工、泥瓦工、纺织女工、揉面师等；

2.需要经常前臂屈曲，旋转的人。

症状诊断

1.肘关节内侧酸困不适，用力时出现，休息时消失，缓慢发展，逐渐变为持续性疼痛；

2.肘关节内上方活动时出现，钝痛，可向前臂、上臂放射；

3.肘关节内上方疼痛，伴有持物无力，在端壶、拧毛巾时疼痛加重。

符合易患人群中的一项及症状诊断中的一项即表明需要进行3A姿势保健。

"高尔夫肘"在医学上的名称是肱骨内上髁炎或者屈肌总腱损伤，是由于起源于肱骨内上髁的前臂屈肌反复牵拉性损伤所致。在打高尔夫球时，球杆摆到最高点，屈肌处于外翻压力下，这种力量直接撞击到高尔夫球，反复的动作，引起肌肉慢性劳损和局部无菌性炎症所致。这种动作除了在高尔夫运动中常见，在学生、矿工、纺织工人及揉面师也经常出现，因此高尔夫肘也称为"学生肘"、"矿工肘"。

一旦出现高尔夫肘的症状，运动成绩及日常生活和工作将受到很大影响。防治"高尔夫肘"的关键在于平衡肘部肌肉的功能，防止屈肌肌肉和韧带的累积性损伤。

高尔夫肘的原因

肘部是肩部与手掌连接的中间传递装置，肘关节由上臂的肱骨和前臂的尺骨、桡骨构成（图3-7-1）。肱骨下端从三角柱状变得宽而扁，下端两侧有两个隆起，分别称为肱骨内上髁和肱骨外上髁。内上髁是旋前圆

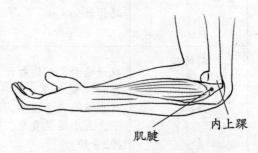

内上髁

肌腱

图3-7-1 肘关节的解剖结构

肌及前臂屈肌肌腱的发出部位。

手臂和手腕部做出的任何精细动作，都需要肱骨内外侧髁起源的屈肌肌腱和伸肌肌腱的协调与配合，需要将神经传递的信息快速而准确的转化成运动的动作。尤其是在高尔夫运动中，需要精确的运动，又要有一定的爆发力。这种重复性的应力和强有力的肌肉收缩，对于屈肌肌腱是巨大的挑战。

"高尔夫肘"发生的原因主要是肘部的伸肌群与屈肌群过度使用，在反复肘部屈肌群收缩中，导致肱骨内上髁附着处的肌腱损伤。

"高尔夫肘"引起的原因各不相同，表现也因人而异，应用3A姿势评估体系找到原因，再针对原因进行相应矫正，就可以在高尔夫运动中起到保健、修复和治疗的作用。

针对"高尔夫肘"的3A姿势诊断

3A评估中与高尔夫肘相关的一项或者多项，结合症状，就能明确诊断患有由长期姿势问题引起的"高尔夫肘"。高尔夫肘的评估重点在于评估头部、肩关节、骨盆、膝盖与脚踝。

冠状轴：身体躯干有旋转，身体左右侧不在一个冠状面上，身体左侧或者右侧向前旋转。双侧肩膀向前；圆肩。

水平轴：两侧肩膀不一样高；骨盆倾斜。

矢状轴：头部向前伸，耳肩线呈倾斜状；骨盆前倾。

痛点：在尺侧腕屈肌和桡侧腕屈肌可触及痛点（图3-7-2）。

高尔夫运动或者肘部、腕部运动，看似是一个局部的运动，事实上，需要身体其他关节与脊柱的完美配合，在转身、挥杆、击球的连续动作中，需要肩关节、髋关节、膝关节及踝关节的完美配合。如果身体姿势不正，这些关节不能很好配合，就会增加手肘部肌肉的额外负担，从而加重肌肉损伤的发生。

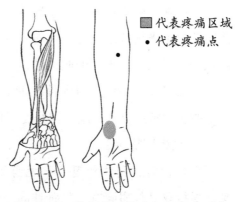

■ 代表疼痛区域
• 代表疼痛点

图3-7-2 高尔夫肘的痛点和疼痛区域

3A姿势治疗

1. 最有效动作

肘部疼痛常见于前臂多角度、多次重复运动的人群，主要的原因在于重复性运动导致肘部和前臂肌肉张力比较高，导致慢性肌腱炎和神经受压。所以，解决慢性肌腱炎和神经受压的问题，最主要的是要降低腕部和前臂肌肉张力，缓解神经所受到的压力。我推荐最有效的动作是手臂环绕式（图3-7-3）。

直立吸气，双脚与肩同宽，呼气，手臂与地面水平伸直，拇指垂直于四指，四指屈曲；再次吸气，以肩关节为中心点，带动上臂和前臂，延展到双手，呼气，从前向后划圈30次；再次吸气，延展脊柱，再次呼吸，向相反方向划圈30次。

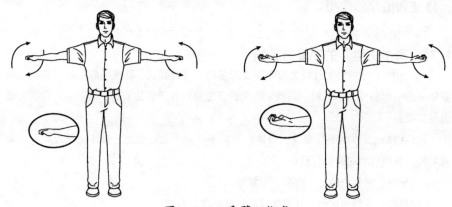

图3-7-3 手臂环绕式

手臂绕环式采用站立位置，身体的肩、髋、膝、踝关节在一条直线上排列，身体恢复中正位置。双手臂伸直，四指屈曲，拇指向外，手臂的屈肌和伸肌群处于平衡状态，通过顺时针与逆时针旋转，对于手臂的伸肌群和屈肌群都进行了拉伸，平衡的肌肉功能，减少了肌肉高张力和劳损；双臂与肩平齐，将减轻圆肩和保持肩胛骨在正常位置，通过运动，建立肩关节与手臂、手腕的正常解剖位置，减少神经受压概率，从而缓解疼痛。

2. 坐姿调整

在坐位时，身体要挺直，上身不要倾斜，头部不要前伸；双腿不要交叉，保持双脚与肩同宽，脚趾伸向正前方。每次需要做重复动作30分钟应休息一下，或者进行施本节末推荐的动作锻炼。

对于没有高尔夫肘的人，在运动前进行练习，可以减少运动损伤；对于已经出现症状的人，可以每天在家中练习，直到疼痛缓解或者消失。

3. 深部按摩

寻找手腕部、颈肩部及肘部的疼痛敏感点，进行深部按揉，缓解局部疲劳，促进血液循环。

"高尔夫肘"发生在特定的人群，尤其是喜爱运动的朋友。通过矫正不良姿势，让与肘部、手腕相关的各个结构回复到自然、放松的姿势，减少重复性压力，就能提高运动水平、减少运动损伤，并且通过运动治愈高尔夫肘引起的疼痛与不适。

我的一位病人是高尔夫运动爱好者，43岁的他球龄已经超过了5年，平均每周打球2～3次。1年前，他偶然发现打球后右侧肘部内侧隐隐作痛，为此他戴上了护具。但是疼痛并未因此缓解，并且逐渐加重。最近3个月，他的肘部整天疼痛，稍微用力，疼痛就会加重。到医院拍了X线片，医生说骨头没有明显的器质性损害，但被诊断为高尔夫肘。医生建议他不要再打高尔夫，每天理疗，曾经打过2次封闭。在疼痛缓解后，他又开始打球。不料疼痛复发了。他不愿意再进行封闭而影响身体健康，经朋友介绍而来就诊。

这位病人作为一位高尔夫运动爱好者，其长期的运动劳损是致病的根本原因。我在给他进行检查后发现，他的头部不自觉偏向左侧，头部前伸、圆肩，双侧肩膀向前，双脚呈现轻微外"八字"。肌肉痛点检查情况：他的右侧肩部斜方肌处、肘关节内侧及腕关节内侧有明显压痛点和结节。他的颈肩部、肘部及腕部肌肉有明显的痛点和结节，已经引起了肌肉和肌腱的慢性劳损，与长期运动的慢性劳损有关。

我向他讲解了高尔夫肘发生的原因，及姿势不正在运动中对于肌腱损伤的影响。目前，他的前臂屈肌肌腱已经出现了损伤表现，建议他每天练习两次矫正动作，同时按摩痛点。

高尔夫运动是一项强度比较大的运动，屈肌肌腱的劳损与运动有关，但姿势不良在运动中起到了加重损伤的作用，矫治也须通过调整姿势，以改善肌腱、肌肉功能并解除疼痛。

　　我首先建议病人改变坐姿，养成双脚与肩同宽、双脚伸向前方的坐姿；双腿不要交叉（因为双腿交叉会使骨盆承受的力量增加）；身体坐直，避免驼背及头部过度前伸。在纠正不良姿势的同时，我教会他每天自己按摩痛点10次左右，每次1分钟就可以。要求他每天坚持练习整套动作，每套30分钟。

　　3周后病人来门诊复查时肘关节内侧疼痛明显减轻了。他仍然想打喜爱的高尔夫球，我建议他先缩短打球时间，待疾病痊愈后再加大运动量。

表3-7　高尔夫肘3A姿势疗法日常练习方案

动作名称	练习方法	时间(分钟)	重复次数
手臂环绕式	直立吸气，双脚与肩同宽，呼气，手臂与地面水平伸直，拇指垂直于四指，四指屈曲；再次吸气，以肩关节为中心点，带动上臂和前臂，延展到双手，呼气，从前向后划圈30次；再次吸气，延展脊柱，再次呼吸，向相反方向划圈30次。	不限	1
肘部开合式	吸气，延展脊柱，呼气，双手掌关节屈曲，拇指向下方指向肩关节，放在太阳穴上。再次吸气，双肘靠拢；呼气，打开肘部。每个动作做30次。	不限	1
摩天式	吸气，延展脊柱，双脚与肩同宽，呼气，双手十指交叉，缓慢向头顶延展，眼睛目视双手，保持1分钟。	1	不限
扭脊式	侧卧于地面，双手伸直，与身体长轴垂直，屈膝勾脚，大腿与躯干、大腿与小腿、小腿与足分别呈直角。吸气，延展脊柱，呼气，上方手臂打开放于体后，身体旋转，另一只手放在膝部，保持1分钟。	1	不限
猫狗式	双膝打开与肩同宽，手臂伸直，放于地面。吸气，低头拱背，呼气，抬头、塌腰、提臀，重复动作10次。	不限	10

第八节 网球肘

"网球肘"的学名是肱骨外上髁炎，是指手肘外侧肌腱发炎引起的疼痛，由起源于肱骨外上髁的腕伸肌总腱和桡侧副韧带损伤所致。疼痛是由于负责手腕及手指背向伸展的肌肉重复用力而引起的。病人会在用力抓握或提举物体时感到患部疼痛。"网球肘"是过劳性综合征的典型代表疾病。

网球肘的原因

要了解"网球肘"的病因，须先了解肱骨外髁的结构。肘部是肩部与手掌连接的中间传递装置，肘关节由上臂的肱骨和前臂的尺骨、桡骨构成。肱骨下端从三角柱状变得宽而扁，下端两侧有两个隆起，分别成为肱骨内上髁和肱骨外上髁。外上髁是腕伸肌总腱和桡侧副韧带的起点（图3-8-1）。

手部和肘部做出的任何动作，都需要肱骨内外侧髁起源的屈肌肌腱和伸肌肌腱的协调与配合，需要将肩关节、神经传递的信息快速而准确的转化成运动的动作。这种重复性的应力和强有力的肌肉收缩，对于伸肌肌腱和桡侧副韧带是巨大的挑战。

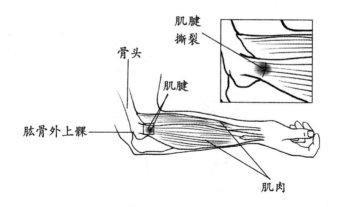

肌腱撕裂

骨头

肌腱

肱骨外上髁

肌肉

图3-8-1　肘部的结构及损伤原理

　　网球肘的发生与运动中肌肉不平衡运动有关。在击球时，球拍震动需要肌肉用力来维持平衡，同时初学打网球的人，在挥动球拍时肌肉就用力，而专业球员只在击球时用力收缩手部的屈肌和伸肌肌群。

　　"网球肘"引起的原因各不相同，表现也因人而异，应用3A姿势评估体系找到原因，再针对原因进行相应矫正，就可以在网球肘运动中起到保健、修复和治疗的作用。

针对网球肘的3A姿势诊断

　　3A评估中与网球肘相关的一项或者多项，结合症状，就能明确诊断患有由长期姿势问题引起的"网球肘"。网球肘的3A评估重点是头部、肩关节、骨盆、膝盖与脚踝。

冠状轴：身体躯干有旋转，身体左右侧不在一个冠状面上，身体左侧或者右侧向前旋转。双侧肩膀向前；圆肩。

水平轴：两侧肩膀不一样高，骨盆倾斜。

矢状轴：头部向前伸，耳肩线呈倾斜状；骨盆前倾。

痛点：桡侧腕长伸肌、桡侧腕短伸肌、尺侧腕长伸肌等部位可触及痛点（图3-8-2）。

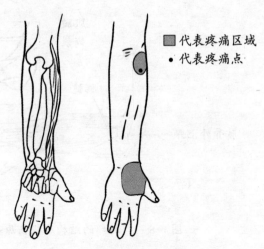

代表疼痛区域
代表疼痛点

图3-8-2 网球肘的痛点和疼痛区域

肘部运动是一个看似简单，但实际上很复杂的过程。腕关节的所有运动都来自于肘部肌肉的活动。肘关节连接肩关节与腕关节和手指。肘关节运动需要肩关节的良好配合。如果肩膀向前，也就是圆肩的情况，肘部运动时，肩关节对于运动的补偿能力明显下降，肘部肌肉和肌腱将承担更大的运动负荷。手腕伸展肌，在进行手腕伸直及向拇指方向用力时张力十分大，容易出现肌肉肌腱连接处的部分纤维过度拉伸，形成轻微撕裂，这就形成了网球肘。

3A姿势治疗

1.最有效动作

肘部疼痛常见于手和前臂多角度多次重复运动的人群，主要的原因在于重复性运动导致腕部和前臂肌肉张力比较高，导致慢性肌腱炎和神经受压。所以，应降低腕部和前臂肌肉张力，以缓解神经所受到的压力。我推荐最有效的动作是手臂环绕式（图3-8-1）。

手臂绕环式采用站立位置，身体的肩、髋、膝、踝关节在一条直线上排列，身体恢复中正位置。双手臂伸直，四指屈曲，拇指向外，手臂的屈肌和伸肌群处于平衡状态，通过顺时针与逆时针旋转，对手臂的伸肌群和屈肌群都进行拉伸，平衡的肌肉功能，减少了肌肉高张力和劳损；双臂与肩平齐，将减轻圆肩和保持肩胛骨在正常位置，通过运动，建立肩关节与手臂、手腕的正常解剖位置，减少神经受压概率，从而缓解疼痛。

直立吸气，双脚与肩同宽，呼气，手臂与地面水平伸直，拇指垂直于四指，四指屈曲；再次吸气，以肩关节为中心点，带动上臂和前臂，延展到双手，呼气，从前向后划圈30次；再次吸气，延展脊柱，再次呼吸，向相反方向划圈30次。

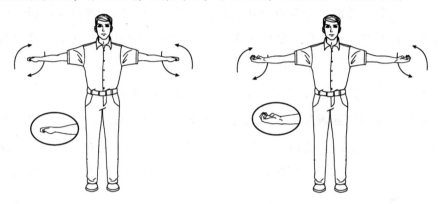

图3-8-3　手臂环绕式

2.坐姿调整

在坐位时，身体要挺直，上身不要倾斜，头部不要前伸；双腿不要交叉，保持双脚与肩同宽，脚趾伸向正前方。

每次工作一段时间后应休息一下，或者进行手臂绕环式锻炼。

3.深部按摩

寻找手腕部、颈肩部及肘部的疼痛敏感点，进行深部按揉，缓解局部疲劳，促进血液循环。

身体多个部位的长期、习惯性的姿势偏离，会使手臂的伸肌肌腱承受过重的负担，加上长期而持续的重复性压力，就会对人体带来严重的影响，表现为肘部疼痛、手腕运动的无力。

"网球肘"发生在特定的人群，尤其是喜爱运动的朋友。通过矫正不良姿势，让与肘部、手腕相关的各个结构回复到自然、放松的姿势，减少重复性压力，就能提高运动水平、减少运动损伤，并且通过运动治愈网球肘引起的疼痛与不适。

一位男病人，46岁，高级面点师。最近半年来，他左侧肘部外侧出现逐渐加重的疼痛。他开始没有在意，下班回家后自己揉揉就能缓解。但是近2

个月来后，每当揉面时，疼痛难以忍受，胳膊不敢用力。拍了X线片子，结果提示肘关节和骨头都没有问题。医生诊断是"网球肘"。

确诊后，医生建议他暂停揉面工作，每天理疗，打了一次封闭，疼痛缓解了，但只要一揉面，疼痛就会再次出现。病人很苦恼，难道年纪轻轻就要结束自己喜爱的面点工作了吗？痛苦的他查阅很多资料，从网上找到了我的门诊。

这位病人虽然不打网球，但揉面的动作和打网球的动作相近。3A评估显示，他的头部不自觉偏向右侧，头部明显前伸、双侧肩膀向前，骨盆前倾，左脚外撇明显。肌肉痛点检查发现，他的左侧肩部斜方肌处、肘关节外侧和内侧、腕关节外侧有明显压痛点和结节。他的颈肩部、肘部及腕部肌肉有明显的痛点和结节，已经引起了肌肉和肌腱的慢性劳损。这些表现与长期运动的慢性劳损有关。

我向病人讲解了网球肘发生的原因，虽然他不打网球，但运动损伤的实质是一样的。网球肘与前臂伸肌肌腱的劳损有关，但姿势不良在运动中起到了加重损伤的作用，矫治也须通过调整姿势，以改善肌腱、肌肉功能并解除疼痛。

我首先建议病人改变坐姿，养成双脚与肩同宽、双脚伸向前方的坐姿；双腿不要交叉（因为双腿交叉会使骨盆承受的力量增加）；身体坐直，避免驼背及头部过度前伸。在纠正不良姿势的同时，我还教会他每天自己按摩痛点10次左右，每次1分钟。要求他每天坚持练习整套动作，每套30分钟。

1个月以后门诊复查时，他的肘关节内侧疼痛明显减轻了，他已经可以继续从事揉面的工作。我嘱咐他坚持做纠正姿势的练习动作，长期预防症状复发，保持身体的健康，以便继续从事自己喜爱的工作。

表3-8　网球肘3A姿势疗法日常练习方案

动作名称	练习方法	时间(分钟)	重复次数
手臂环绕式	直立吸气，双脚与肩同宽，呼气，手臂与地面水平伸直，拇指垂直于四指，四指屈曲；再次吸气，以肩关节为中心点，带动上臂和前臂，延展到双手，呼气，从前向后打圈30次；再次吸气，延展脊柱，再次呼吸，向相反方向打圈30次。	不限	30
肘部开合式	吸气，延展脊柱，呼气，双手掌关节屈曲，拇指向下方指向肩关节，放在太阳穴上。再次吸气，双肘靠拢；呼气，打开肘部。每个动作做30次。	不限	30
摩天式	吸气，延展脊柱，双脚与肩同宽，呼气，双手十指交叉，缓慢向头顶延展，眼睛目视双手，保持1分钟。	1	1
扭脊式	侧卧于地面，双手伸直，与身体长轴垂直，屈膝勾脚，大腿与躯干、大腿与小腿、小腿与足分别呈直角。吸气，延展脊柱，呼气，上方手臂打开放于体后，身体旋转，另一只手放在膝部，保持1分钟。	1	1
猫狗式	双膝打开与肩同宽，手臂伸直，放于地面。吸气，低头拱背，呼气，抬头、塌腰、提臀，重复动作10次。	不限	10

第四章

常见姿势异常的3A姿势矫正

我们的身体十分灵活，可以摆出"千姿百态"的花样来。然而身体却不能适应长期违反其最初的设计姿势的长期挑战。如果各种不健康的姿势日复一日地让人体这部精密的"机器"处于非正常工作状态，肌肉、韧带、血管、神经甚至关节就会被过度"磨损"，由此带来的疼痛便是警告：身体被"非正常"使用了！

姿势不正就是我们在损害着自己身体的证据。3A评估结果中不断出现的头部前伸、骨盆前倾和腰椎前凸、圆肩、驼背、骨盆后倾和平背、伊氏姿势异常等等，正是对最常见姿势不正的描述。这些姿势对人体的长期损害可以导致十分严重的后果。

本章将针对这些最典型也是最常见的姿势异常进行分析，并提出相应的改善措施，让您了解姿势不正的危害，掌握纠正姿势的方法，从根本上解决引起病痛的问题，重拾健康。

第一节　头部前伸

易患人群

　　1.长期坐办公室，长时间使用电脑的人；

　　2.职业司机；

　　3.儿童；

　　4.坐姿懒散的人。

症状诊断

　　在自然站立位置时，从侧面看，头部中心点位于肩膀中心点的前方。

　　符合易患人群中的一项及症状诊断即表明需要进行3A姿势保健。

　　有一位小病人，是高二的学生，身高1.7米，喜欢运动。最近半年，她经常头痛，下午发作较多，尤其是作业多、学习紧张时，头痛会加重。她总觉得看东西有些模糊。家长带她到医院进行了全面的检查。拍了头部MRI和颈椎X线片，都没有发现问题。眼看着孩子就要上高三了，家长非常着急，孩子也很焦虑，因为头痛已经影响了学习。但是由于没有找到原因，所以她也没有做任何治疗。经过朋友的介绍，这位小病人和妈妈一起找到我。

　　头部处于人体的最高点。因为重力的作用，头部的位置维持与稳定需要颈椎和颈部肌肉的强力支撑。但是，在日常生活与学习中，我们需要经常低头工作，读报纸、用电脑、看手机，甚至提裤子、系鞋带等动作都需要低头完成，重力时刻挑战着头部的位置。因此，在姿势异常中，头部前伸是最常见的，也是影响颈椎、肩关节、手和肘部功能的最重要因素。这个小病人的情况并非特例，处于发育期的青少年常常会不明原因地出现头痛等症状。

头部前伸的原因

　　头部前伸的状态由头部中心与肩关节中心点之间的位置决定，而非指坐位情况下头部的位置。颈部姿势不正就会导致头部前伸，同时，驼背的人因身体重心变化，为了维持人体平衡，头部被迫前伸。

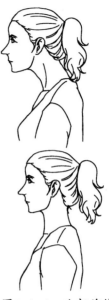

　　头部的位置（图4-1-1）与颈部、肩膀的紧张、僵硬和酸痛关系密切。头部前伸最常见的原因包括懒散的坐姿、不良的开车习惯及不良睡姿。头部前伸使颈部肌肉紧张、痉挛，长时间头部前伸将导致肌肉功能减弱。这就像颈部上方托着一个大球，如果肌肉功能弱，大球会向前倾倒，为了维持自身的平衡，就会出现代偿性的驼背、骨盆前倾等其他姿势异常。

　　头部前伸会影响呼吸肌的功能，使呼吸力量减弱，严重时能使肺活量下降30%以上。肺活量下降，氧气供应不足，就会出现脑缺氧的情况。这就是导致很多孩子经常头晕、记忆力差、上课注意力不能集中的原因之一。

图4-1-1　头部前伸（上）与正常头部姿势（下）

　　同样，头部前伸与紧张性头痛也有关系。头部前伸的程度与头部发病的频率和周期明显相关。头部前伸也能使血压增高。长期的头部前伸导致颈部肌肉紧张、椎间盘受损、关节炎、神经激惹及功能障碍。头部前伸也可能是头痛、视力下降、听力下降或者精神状态不佳的结果。

　　头部前伸的原因是肌肉功能失衡和人体整体重心的改变，所以矫正的关键在于进行全身的姿势矫正与局部肌肉的重点练习。使用3A姿势评估体系，首先要确定头部是否前伸，然后进行矫正，预防头部前伸对于身体的危害。

针对头部前伸的3A姿势诊断

　　3A评估中与头部前伸相关的一项或者多项，结合症状诊断，就能明确诊断患有头部前伸的姿势异常。头部前伸的评估重点是头部与肩膀的位置关系，主要是从矢状轴上进行识别。

　　冠状轴：身体躯干有旋转，身体左右侧不在一个冠状面上，身体左侧或者右侧向前旋转。双侧肩膀向前突出。

　　水平轴：两侧肩膀不一样高；两侧骨盆不一样高。

　　矢状轴：头部前伸重点测量耳肩线，测量外耳道与通过肩膀中心点重力线的距离；骨盆前倾。

　　痛点：在头颈部、颈肩部牵涉的肌肉群可触及痛点（图4-1-2）。

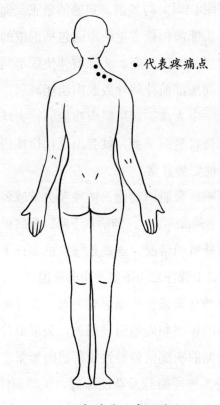

● 代表疼痛点

图4-1-2　头部前伸的常见痛点

通常情况下，头部每向前伸2.54厘米，就要承受4.5千克的重量。头部前伸是一个常见的姿势异常，66%～90%的人有这种问题。

偶尔的头部前伸不会对身体造成很大的伤害，但是长期头部前伸，会对颈椎、肩部肌肉产生严重损害。这也是为什么颈椎病、肩膀疼痛病人采用传统的治疗手段，如按摩、推拿、拔罐等理疗都不能保持治疗效果的原因。因为头部前伸没有矫正，肌肉劳损的根本原因没有消除。因而，对于颈肩部疼痛或者疾病的治疗，矫正头部前伸，恢复正常的姿势，让颈部和肩部肌肉回归自然、放松的状态，才能从根本上解决问题。

3A姿势治疗

1. 最有效动作

头部前伸的形成与我们的生活、工作方式有关，主要是由于颈部肌肉力量减弱，人体为了维持平衡，头部被迫向前伸所致。动作训练的目的是通过锻炼颈部肌肉，使头部回复到肩部上方的正常位置。我推荐的最有效动作是上臂延展式。

仰卧于地面，借助模具，大腿与小腿、大腿与躯干垂直，双脚与小腿垂直。吸气，延展脊柱，呼气，双手于胸前交叉握拳；再次吸气，双手向头顶延展，呼气，延展脊柱，静止1分钟；再次吸气，双手位于胸前，与地面垂直（图4-1-3）重复动作10次。

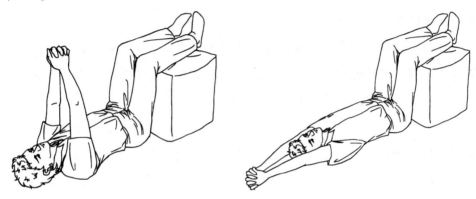

图4-1-3　上臂延展式

上臂延展式利用重力将头部恢复到位于肩膀上方的正常位置；消除骨盆旋转后，重塑人体负重关节的正常排列；通过上臂拉伸动作，延展了肩部肌肉，恢复头颈部肌肉与上肢肌肉运动的平衡，从而达到了矫正头部前伸的动作。

头部前伸者做第一次上臂延展式练习后，通常可以明显感觉到肩、颈、背部的轻松，头部位置也有所改善。日常坚持本节后面推荐的整套动作练习，头部前伸便可治愈，由此引起的各种症状也会随之消失。

2.姿势矫正

在坐位时，身体要挺直，上身不要倾斜，头部不要前伸；双腿不要交叉或跷"二郎腿"，保持双脚与肩同宽，脚伸向正前方。

在坐姿方面，要求脚掌平放在地面、双脚与肩同宽，伸向前方；小腿与大腿、大腿与躯干、前臂与上臂均要呈直角。工作时头部直立，眼睛平视时，视线与屏幕中心呈10度左右的倾斜角度。

工作时间超过半小时就应该休息一下，或者进行上臂延展式锻炼。

3. 深部按摩

寻找颈部及肩部疼痛的敏感点，进行深部按揉，缓解局部疲劳，促进血液循环。

经过3A评估后，我发现这位小病人的头部向前伸超过肩耳线4厘米，伴有轻度驼背及骨盆前倾，头部向右侧偏斜。在双侧肩部可触及多个触痛点，肌肉紧张僵硬，没有结节。

详细询问病情后我才知道，原来她有长期低头看书的习惯。另外由于她的身体发育得早且比较好，为了掩饰自己的胸部，她养成了习惯性低头的毛病，而正是长期的低头导致了头部前伸。

我向她讲解了头部前伸对于身体的危害和影响，以及头痛和视物模糊与头部前伸的明确因果关系，并告诉她需要立即进行姿势矫正练习，每天要按摩颈肩部肌肉。病人的病痛源自姿势不良及长期缺乏运动，矫治也须通过调整姿势，设计合理的运动动作，以改善肌肉情况并解除疼痛。

我首先建议她保持正确的坐姿，养成双脚与肩同宽、双脚伸向前方的坐姿；身体坐直，避免驼背及头部过度前倾。在纠正不良姿势的同时，我还教会她每天自己按摩痛点10次左右，每次1分钟就可以。我要求她每天坚持练习整套动作，每套30分钟。

1个月后，这位小病人在妈妈的陪伴下再次找到我。这次，她的精神面貌有了很大改善。她说上次回去后一直坚持练习，头部前倾就明显好转了，再次测试发现头部仅前伸1厘米，10余天后，感到头部疼痛和视物模糊明显好转，更主要的是头部前伸消失了。

动作练习能够矫正头部前伸，恢复颈部与肩膀周围肌肉的平衡功能，这是药物所不能达到的作用。老子说，道之道，非常道。人们正确地认识事物非常重要。抓住疾病的本源，发现问题的症结，才能找到正确的解决办法。

表4-1 头部前伸3A姿势疗法日常练习方案

动作名称	练习方法	时间(分钟)	重复次数
仰卧直角式	仰卧于地面，借助模具，大腿与小腿、大腿与躯干垂直，双脚与小腿垂直。吸气，延展脊柱，呼气，双手自然打开45度，放平于地面，掌心向上。保持5分钟。	5	1
上臂延展式	仰卧于地面，借助模具，大腿与小腿、大腿与躯干垂直，双脚与小腿垂直。吸气，延展脊柱，呼气，双手与胸前交叉握拳；再次吸气，双手向头顶延展，呼气，延展脊柱，静止1分钟；再次吸气，双手拉与胸前，与地面垂直。重复动作10次。	1	10
仰卧肩部挤压式	仰卧于地面，借助模具，大腿与小腿、大腿与躯干垂直，双脚与小腿垂直。吸气，延展脊柱，呼气，双手先伸直放平于地面，然后将小臂回复至与地面垂直。再次吸气，延展脊柱，呼气，双侧将肩胛骨向内挤压，放松，再次挤压，重复30次。	不限	30
坐位靠墙式	后背靠于墙面，双腿伸直，与肩同宽，双手放在大腿之上，掌心向上。吸气，延展脊柱，肩胛骨内收，呼气，脚尖回钩。保持3分钟。	3	1
垫枕仰卧直角式	仰卧于地面，借助模具，一侧大腿与小腿、大腿与躯干垂直，另侧脚与小腿垂直，对侧腿放在地面，用海绵块在旁做支撑，颈部和腰部放置软枕。吸气，延展脊柱，呼气，双手自然打开，与身体垂直，放平于地面，掌心向上。保持15分钟，重复另一侧。	15	1
垂直站立式	双脚放在辅具上，双手搭在墙面，吸气，延展脊柱，呼气，重心向下，直贯足跟。保持3分钟。	3	1

第二节 骨盆前倾和腰椎前凸

易患人群

　　1.产后的妇女；

　　2.经常后背部负重背东西的人；

　　3.肥胖，有啤酒肚的人。

症状诊断

　　腰椎弧度凸出、腹部突出且松弛、臀部凸出后翘、膝反屈和扁平足。

　　符合易患人群中的一项及症状诊断中的一项即表明需要进行3A姿势保健。

　　在生活中，骨盆前倾和腰椎前凸最多见于孕妇。孕晚期的准妈妈们都是挺着大肚子，腰椎向前凸出，臀部向后翘起。这就是典型的骨盆前倾的轮廓，是躯体为了适应孕育而自然做出的改变，但在正常人则是一种病态。

　　我有一位病人是个大学生，身高1.58米，喜欢穿高跟鞋。最近半年来她经常觉得腰部酸痛不舒服。走路时屁股向后翘，觉得既不舒服，也不美观。她到医院拍过腰椎X线片，没有检查出什么问题。她看了资料，觉得自己有骨盆前倾的问题，于是通过网络找到了我……

　　骨盆前倾与腰椎前凸是两个紧密相连的姿势不良。骨盆与腰椎关系密切，骨盆的位置异常，直接影响腰椎的生理曲度；腰椎生理曲度的变化也影响着骨盆的位置。很多下腰部疼痛的人，都有骨盆前倾的问题。尤其是随着肥胖人群的快速增多，骨盆前倾越来越多。

骨盆前倾和腰椎前凸的原因

　　骨盆位于身体的中心位置，连接下肢与脊柱。骨盆正常的功能依靠肌肉的作用，在运动与稳定之间，维持功能的平衡。脊柱与骨盆的连接处有一个夹角，称为骶骨角（图4-2-1），成人正常值为34度。骶骨角过大是腰椎前凸的特有征象。

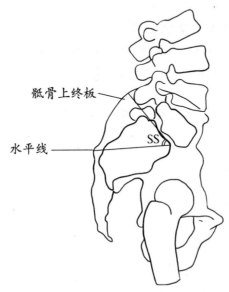

骶骨上终板

水平线

SS

图4-2-1　骶骨角的测量方法

　　骨盆能否平衡在最佳的角度上，主要取决于各种肌肉是能否正常运作。背部竖脊肌的下半部，与大腿的股直肌以及髂腰肌一同推拉骨盆往前倾斜，也就是说，这些肌肉可以增加倾斜的角度与脊柱的腰椎前凸角度。在相反的方向，由大腿后肌、腹部肌肉群、臀大肌负责将骨盆向后倾斜，缩小倾斜角度，并减少腰椎的前凸现象。腰椎在矢状面的姿势正常与否，依赖于这些肌肉之间的协调。

　　腰椎前凸可以分为两种类型，一种是柔软型腰椎前凸，通过有意识的行为就可以矫正；另一种称为结构型腰椎前凸，无法通过有意识行为进行矫正，主要原因在于腰部竖脊肌的缩短，以及负责使骨盆前倾的肌肉缩短（包括将腰椎向前拉移的髂腰肌、股直肌、腰方肌、缝匠肌）。

　　骨盆前倾与腰椎前凸时，身体的重量从强壮、宽广、具有支撑性的椎体，转移至脊椎较脆弱的弓形部位，同时，棘突间的距离缩短，椎间孔变窄，对神经根的压力增大。同时，肌肉的功能不平衡，容易导致腰椎不稳定，这些因素将导致下背痛。

对于骨盆前倾和腰椎前凸，使用3A姿势评估体系，首先要确定是否有骨盆前倾，然后进行矫正，预防骨盆前倾和腰椎前凸对于身体的危害。

针对骨盆前倾和腰椎前凸的3A姿势诊断

3A评估中与骨盆前倾和腰椎前凸相关的一项或者多项，结合症状诊断，就能明确诊断患有骨盆前倾和腰椎前凸的姿势异常。3A评估重点在于骨盆与脊柱、膝关节、踝关节，主要从矢状轴上进行识别。

冠状轴：身体躯干有旋转，身体左右侧不在一个冠状面上，身体左侧或者右侧向前旋转。双侧肩膀向前突出。

水平轴：两侧肩膀不一样高；两侧骨盆不一样高。

矢状轴：头部前伸；骨盆前倾。

痛点：常见的痛点在腰部、臀部及肩胛骨处的肌肉（图4-2-2）。

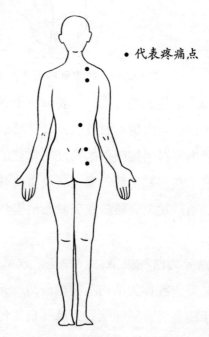

● 代表疼痛点

图4-2-2　骨盆前倾和腰椎前凸的常见痛点

简易快速骨盆位置自测法

　　方法1：身体直立，双手叉腰，手掌向下移动，到骨盆位置停住。前面能够摸到骨盆隆起的骨头，就是髂前上棘；在环状骨盆的后面摸到的隆起为髂后上嵴，两手前后形成一个环形。如果呈前低后高，角度超过5～10度，可能就是骨盆前倾了。

　　方法2：双腿靠墙站立，臀部、背部靠墙。将手掌握拳，塞入腰椎和墙壁之间。如果二者之间的空间比拳头大，提示骨盆前倾。如果拳头无法放入，为骨盆后倾。在正常人，拳头正好占据这个空间。

3A姿势治疗

1. 最有效动作

　　骨盆前倾和腰椎前凸的原因在于肌肉功能的失衡，为了预防和治疗下腰部疼痛，矫正骨盆前倾是关键，而姿势矫正的关键在于进行整体的矫正与局部肌肉的重点练习相结合。我推荐的最有效动作是垫枕仰卧直角式（图4-2-3）。

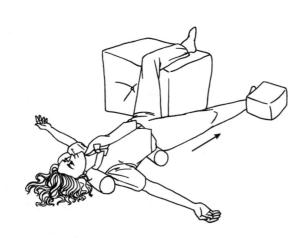

　　仰卧于地面，借助模具，一侧大腿与小腿、大腿与躯干垂直，脚与小腿垂直，对侧腿放在地面，用海绵块在旁做支撑，颈部和腰部放置软枕。吸气，延展脊柱，呼气，双手自然打开，与身体垂直，放平于地面，掌心向上。保持15分钟，重复另一侧。

图4-2-3　垫枕仰卧直角式

　　骨盆前倾与人体腰部肌肉与腹部肌肉的力量不均衡及肌肉短缩有关。垫枕仰卧直角式消除了骨盆旋转，通过重力作用，恢复负重关节的排列；通过在腰椎和颈椎下方垫枕，减缓肌肉紧张，恢复正常的脊柱生理排列；单侧运动，建立骨盆与下肢、肩关节之间的位置关系。从而达到了矫正骨盆倾斜的目的。

骨盆前倾和腰椎前凸的病人做第一次垫枕仰卧直角式练习后，即可感觉到腰部疼痛减轻或变得轻松。日常坚持本节推荐的整套动作练习，一定可从根本上改变骨盆前倾和腰椎前凸姿势异常，治愈由此引起的种种疼痛。

2. 坐姿调整

在坐立时，身体要挺直，上身不要倾斜，头部不要前伸；双腿不要交叉或跷"二郎腿"，保持双脚与肩同宽，脚趾伸向正前方。

每次工作时间超过半小时就应该休息一下，或者进行垫枕仰卧直角式锻炼。

3. 深部按摩

寻找腰部及骶髂关节疼痛的敏感点，进行深部按揉，缓解局部疲劳，促进血液循环。

还是那句话，偶尔地因为工作或者生活需要而使身体偏离3A姿势，没有让身体的冠状轴、水平轴和矢状轴处在正确位置，我们并不会感觉到不适。但长期、习惯性的姿势偏离，就会让这些部位的神经、肌肉、血管、肌腱甚至椎间盘承受过重的负担，这种持续不断的负担给人带来了一定的损害。在主观上，病人也会感觉到腰部疼痛。

我对本节开头提到的女大学生做了3A评估，她的头部前伸，超过肩耳线2厘米，轻度驼背，骨盆前倾，双膝过伸。我向她讲解了骨盆前倾和腰椎前凸的危害，她的问题与长期穿高跟鞋有关系。病人的病痛源自姿势不良及长期缺乏运动，矫治也须通过调整姿势，设计合理的运动动作，以改善肌肉情况，解除疼痛，恢复功能。

我首先建议她在业余时间多穿平底鞋；注意坐姿，养成双脚与肩同宽、双脚伸向前方的习惯；定期运动，并每天坚持练习整套动作，每套30分钟。

这位病人在练习2周后骨盆前倾明显减轻了，走路时翘屁股的情况明显好转。通过动作练习，她的骨盆前倾和腰椎前凸得到了矫正，恢复了骨盆及腰椎肌肉的平衡功能。

表4-2 骨盆前倾和腰椎前凸3A姿势疗法的日常练习方案

动作名称	练习方法	时间（分钟）	重复次数
仰卧肩部挤压式	仰卧于地面，借助模具，大腿与小腿、大腿与躯干垂直，双脚与小腿垂直。吸气，延展脊柱，呼气，双手先伸直放平于地面，然后将小臂回复至与地面垂直。再次吸气，延展脊柱，呼气，双侧将肩胛骨向内挤压，放松，再次挤压，重复30次。	不限	30
绕踝式	仰卧于地面，双手放于身体两侧，吸气，延展脊柱，呼气，屈左膝，双手提拉膝盖下方；再次吸气，延展脊柱，呼气，以脚踝为中心顺时针旋转10次，脚静止，脚趾向头部勾送10次。然后进行相反方向练习，重复动作30次。重复另一侧。	不限	30
仰卧靠墙式	仰卧于地面，双腿竖直靠于墙面，双脚与肩同宽，吸气，延展脊柱，呼气，脚尖下钩，找寻墙面。保持2分钟。	2	1
坐位靠墙式	后背靠于墙面，双腿伸直，与肩同宽，双手放在大腿之上，掌心向上。吸气，延展脊柱，肩胛骨内收，呼气，脚尖回钩。保持3分钟。	3	1
仰卧蛙式	仰卧于地面，吸气，延展脊柱，双手打开45度，自然放松；呼气，屈双膝，双脚并拢，缓慢双膝打开，找寻地面，双脚掌自然相对。保持2分钟。	2	1
垫枕仰卧直角式	仰卧于地面，借助模具，大腿与小腿、大腿与躯干垂直，脚与小腿垂直，对侧腿放在地面，用海绵块在旁做支撑，颈部和腰部放置软枕。吸气，延展脊柱，呼气，双手自然打开，与身体垂直，放平于地面，掌心向上。保持15分钟，重复另一侧。	15	1

第三节 圆 肩

易患人群

1.长期伏案工作的人;

2.坐姿懒散的人;

3.过度训练胸大肌的人。

症状诊断

在自然站立位置时,从侧面看,双侧肩膀向前靠拢,可伴有头部前伸和驼背。

符合易患人群中的一项及症状诊断中的一项即表明需要进行3A姿势保健。

　　一位小病人是初二的学生,身高1.65米,不喜欢运动。最近4个月肩膀总是感到疼痛,学习时间长了还出现头痛。他的爸爸带他到医院做了全面的检查,并且拍了颈椎MRI,没有发现问题。但由于这位小病人的肩膀痛和头痛的症状始终没有缓解,他的爸爸很担心,带着他四处求医。因为检查结果正常,所以医生也没有给予治疗。直到最近,他爸爸从同事处得知3A姿势疗法,于是带孩子来到我的诊室。

　　经过检查,我诊断这位小病人患有姿势不正所致的圆肩。所谓圆肩就是两肩向前靠拢,从头顶往下看,身体呈半圆形。据统计,大约73%的人有不同程度的圆肩。圆肩与我们的工作和生活方式有关,一旦出现圆肩,人体为了维持平衡,头部必须要前倾,因此会影响心肺功能。

圆肩的原因

　　肩膀连接上肢与躯干,是上肢功能活动的基础(图4-3-1)。肩关节由一组关节组成,包括肩肱关节,这是肩关节与手臂活动的主要关节,活动度大。同时还包括肩锁关节、胸锁关节与肩胛骨-胸壁连接3个关节。在肩部有许多肌肉,共同完成肩部的多种运动。肩部的肌肉数量众多,而且结构纤细,与颈部、胸部、胸椎和颅骨相连,这些结构相互影响。肩关节承重功能减弱，必然导致其活动度的明显增加。

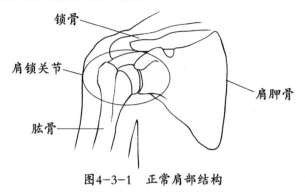

图4-3-1　正常肩部结构

圆肩为肩关节周围拮抗肌群之间功能不平衡，后背部肌肉力量减弱，而肩关节向前的肌肉力量过大所致。圆肩的出现与生活、工作方式有关，长时间使用电脑或其他动作，双侧臂膀经常而持续性的向前伸，也是圆肩发生的主要原因之一（图4-3-2）。

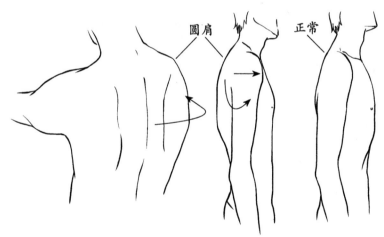

图4-3-2　正常肩部与圆肩的对照

圆肩对于身体的影响在于肩部相关结构的位置异常，影响了颈部肌肉、颈椎与呼吸肌的功能。圆肩在一定程度上影响肺功能，减少肺活量。长时间使用电脑或者伏案工作，出现感觉头晕眼花的现象，与肺活量减少、氧气供应不足有关。

使用3A姿势评估体系，首先要确定圆肩，然后进行矫正，预防圆肩对身体的危害。

针对圆肩的3A姿势诊断

3A评估中与圆肩相关的一项或者多项，结合症状诊断，就能明确诊断患有圆肩的姿势异常。圆肩的评估重点是肩关节，主要是从冠状面上进行识别。

冠状轴：身体躯干有旋转，身体左右侧不在一个冠状面上，身体左侧或者右侧向前旋转。双侧肩膀向前突出。

水平轴：两侧肩膀不一样高；两侧骨盆不一样高。

矢状轴：头部前伸重点测量耳肩线，测量外耳道与通过肩膀中心点重力线的距离；骨盆前倾。

痛点：常在颈部、肩部和手臂的位置可触及痛点（图4-3-3）。

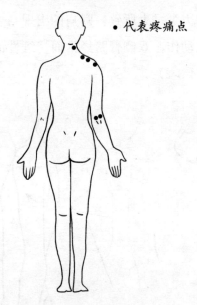

● 代表疼痛点

图4-3-3 圆肩的常见痛点

3A姿势治疗

1.最有效动作

圆肩的原因在于胸、背部肌肉功能的失衡，背部肌肉无力，从而发生了肩部前突和头部前伸的改变。矫正的关键在于进行整体的矫正与局部肌肉的重点练习，特别是增强背部肌肉力量的练习。我推荐的最有效动作是仰卧肩部挤压式（图4-3-4）。

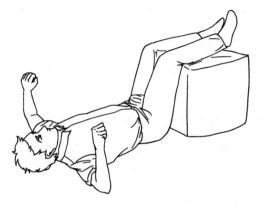

仰卧于地面，借助模具，大腿与小腿、大腿与躯干垂直，双脚与小腿垂直。吸气，延展脊柱，呼气，双手先伸直放平于地面，然后将小臂回复至与地面垂直。再次吸气，延展脊柱，呼气，双侧将肩胛骨向内挤压，放松，再次挤压，重复30次。

图4-3-4　仰卧肩部挤压式

圆肩的发生与长期肩关节处于向前伸展和肩部肌肉功能不平衡有关。仰卧肩部挤压式通过重力作用，将肩关节拉向地面，消除了肩关节的前伸；通过挤压动作，加强肩关节后部肌肉的力量，恢复肩胛骨的位置，消除圆肩。

圆肩病人通常在做过第一次仰卧肩部挤压式练习之后，就可以感觉到肩、头颈部的位置变化，背部不适也会有所减轻。日常坚持本节后面推荐的整套练习动作，可以从根本上改变圆肩并消除由此引起的不适。

2. 姿势矫正

在坐位时，身体要挺直，上身不要倾斜，头部不要前伸；双腿不要交叉或跷二郎腿，保持双脚与肩同宽，脚趾伸向正前方。

在坐姿上，要求脚掌平放在地面、双脚与肩同宽，伸向前方；小腿与大腿、大腿与躯干、前臂与上臂均要呈直角。头部直立，眼睛平视时，视线与屏幕中心呈10度左右的倾斜角度。

每次工作时间超过半小时就应该休息一下，或者进行仰卧肩部挤压式锻炼。

3. 深部按摩

寻找肩部疼痛敏感点，进行深部按揉，缓解局部疲劳，促进血液循环。

圆肩限制呼吸运动，通常与头部前伸、驼背等姿势不正同时出现。偶尔的圆肩不会对身体造成很大的伤害，但是持续的姿势异常，会对颈椎、肩部肌肉产生严重损害。这也是为什么颈椎病、肩膀疼痛病人采用传统的治疗手段，如按摩、推拿、拔罐等理疗都没有长久的治疗效果的原因。因为圆肩没有矫正，肌肉劳损的根本原因没有消除。因而，在颈肩部疼痛或者疾病的治疗中，矫正圆肩，恢复正常的姿势，让颈部和肩部肌肉回归自然、放松的状态，才能从根本解决问题。

我对前面这位小病人做了3A评估，发现他的头部向前伸，超过肩耳线3厘米，双侧肩部向前突出，驼背及骨盆前倾，头部向右侧偏斜。在双侧肩部可触及多个触痛点，肌肉紧张僵硬，没有结节。他的主要问题是圆肩，同时还有头部前伸和驼背。小病人的爸爸告诉我，孩子非常喜欢玩电脑游戏，每天都要使用电脑几个小时；平时不注意坐姿，姿势一直比较懒散。

我向他爸爸讲解了疾病发生的原因，孩子肩膀疼痛、头痛与圆肩及其他姿势异常有明确的关系，因此需要立即进行姿势矫正练习，且每天要按摩颈肩部肌肉。

因为病痛源自姿势不良及长期缺乏运动，矫治也须通过调整姿势，设计合理的运动动作，以改善肌肉情况并解除疼痛。通过动作练习矫正圆肩，恢复颈部与肩膀周围肌肉的平衡功能。

我首先建议孩子改变坐姿，养成双脚与肩同宽、双脚伸向前方的坐姿；双腿不要交叉（因为双腿交叉会使骨盆承受的力量增加）；身体坐直，避免驼背及头部过度前伸。

在纠正不良姿势的同时，我还教会孩子的爸爸每天给孩子按摩痛点10次左右，每次1分钟；并嘱咐他每天监督孩子练习整套动作，每套30分钟。

在我的指导下，孩子在门诊做了第一次姿势矫正练习后，头部前伸就明显好转了，圆肩明显减轻。我要求病人回家以后每天坚持练习。半个月后，他的爸爸来到门诊告诉我，孩子的肩部与头部疼痛消失了。

孩子们的姿势矫正非常重要，因为他们的身体正在生长，良好的姿势对未来的健康至关重要。防患于未然，这正是3A疗法的意义所在。

表4-3 圆肩3A姿势疗法的日常练习方案

动作名称	练习方法	时间(分钟)	重复次数
仰卧直角式	仰卧于地面，借助模具，大腿与小腿、大腿与躯干垂直，双脚与小腿垂直。吸气，延展脊柱，呼气，双手自然打开45度，放平于地面，掌心向上。保持5分钟。	5	1
上臂延展式	仰卧于地面，借助模具，大腿与小腿、大腿与躯干垂直，双脚与小腿垂直。吸气，延展脊柱，呼气，双手与胸前交叉握拳；再次吸气，双手向头顶延展，呼气，延展脊柱，静止1分钟；再次吸气，双手拉与胸前，与地面垂直。重复动作10次。	不限	10
仰卧肩部挤压式	仰卧于地面，借助模具，大腿与小腿、大腿与躯干垂直，双脚与小腿垂直。吸气，延展脊柱，呼气，双手先伸直放平于地面，然后将小臂回复至与地面垂直。再次吸气，延展脊柱，呼气，双侧将肩胛骨向内挤压，放松，再次挤压，重复30次。	不限	30
地面钟摆式	俯卧于地面，双脚打开，与肩同宽，足跟外展。借助辅具，让双侧肩胛骨垫起。吸气，延展脊柱，呼气，双手打开，握拳，拇指向上，与身体长轴垂直，保持1分钟；吸气，手臂向上旋转45度，呼气，保持1分钟；吸气，手臂继续向上旋转45度，呼气，保持1分钟。重复动作3次。	不限	10
肘部开合式	吸气，延展脊柱，呼气，双手掌关节屈曲，拇指向下方指向肩关节，放在太阳穴上。再次吸气，双肘靠拢；呼气，打开肘部。每个动作做30次。	不限	30
手臂环绕式	直立吸气，双脚与肩同宽，呼气，手臂与地面水平伸直，拇指垂直于四指，四指屈曲；再次吸气，以肩关节为中心点，带动上臂和前臂，延展到双手，呼气，从前向后划圈30次；再次吸气，延展脊柱，再次呼吸，向相反方向划圈30次。	不限	1

169

第四节 驼 背

易患人群

　　1.儿童，尤其是长期背沉重书包的孩子；

　　2.长期坐办公室，长时间使用电脑的人；

　　3.坐姿懒散的人。

症状诊断

　　在自然站立位置时，从侧面看，胸椎弧度明显增大，伴有肩膀与头部前倾。

　　符合易患人群中的一项及症状诊断中的一项即表明需要进行3A姿势保健。

　　很多朋友一定对一部热播剧记忆深刻——《宰相刘罗锅》，智斗和珅的宰相刘墉就是一个驼背。"罗锅"是驼背的俗称。我的一位小病人祁同学是初一的学生，身高1.64米。喜欢运动，但是驼背比较重，在学校常被同学们嘲笑。家长对孩子驼背也非常忧心，一是怕影响孩子的形象，二是怕影响孩子的身体发育。家长也曾经给孩子佩戴过矫正驼背的支具，但效果不很理想，而来门诊看病。

　　驼背是一种常见的姿势异常。驼背会影响呼吸功能，影响颈椎与颈肩部肌肉功能，是必须要重视的姿势异常。驼背的原因在于上背部肌肉与胸部肌肉之间功能的不平衡，矫正的关键在于进行全身的姿势矫正与局部肌肉的重点练习。

驼背的原因

　　人体的脊柱是一个良好的减震器，由颈椎、胸椎、腰椎、骶椎和尾椎组成（图4-4-1）。胸椎连接颈椎与腰椎，胸椎通常向后弯曲，称为胸曲，这是为了更好地容纳胸腔内的脏器，如心脏和肺脏。

　　胸腔，是躯干主要部分，由肋骨包绕，内含心脏和肺脏。胸腔通过一个巨大的肌肉——横膈与腹腔相分隔，每次呼吸时，横膈要上升和下降。肋骨附着于后面的胸椎，当直立时，胸椎保持良好的正常位置，形成自然的胸曲。当肋骨向下凹陷时，胸曲可以增大。相反，胸曲向后倾斜，比如矮胖的人，固定的肋骨以不自然的方式扩展。除了周长增长外，胸部的特征，随着人体的生长发生巨大的变化，受姿势和其他身体发育因素的影响。

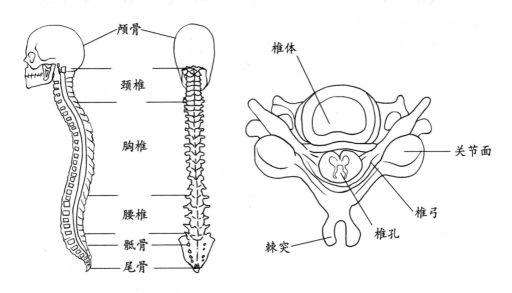

图4-4-1　颈椎、腰椎、骶椎和尾椎的结构

胸椎曲度的维持需要上背部肌肉和胸部肌肉的平衡，后背部肌肉将胸椎拉向后方，如果后背部肌肉无力，不能将胸椎拉起来，就会出现驼背。因为各种各样的原因，导致了胸部肌肉的短缩，也能够引起胸椎弧度增大，从而发生驼背。

胸椎曲度的变化影响胸腔的容积。驼背者胸腔的前后径增大，形成与肺气肿病人类似的桶状胸，会使肺活量明显下降。同时，驼背会影响后背部肌肉和肩部肌肉的功能，导致上肢运动的灵活性与稳定性下降。

应用3A姿势评估体系，首先要确定驼背，然后进行矫正，预防驼背对身体的危害。

针对驼背的3A姿势诊断

3A评估中与驼背相关的一项或者多项，结合症状诊断，就能明确诊断患有驼背的姿势异常。驼背的评估重点在于胸椎弧度、头部、肩关节，主要从矢状轴上进行识别。

冠状轴：身体躯干有旋转，身体左右侧不在一个冠状面上，身体左侧或者右侧向前旋转。双侧肩膀向前突出。

水平轴：两侧肩膀不一样高；两侧骨盆不一样高。

矢状轴：头部前伸重点测量耳肩线，测量外耳道与通过肩膀中心点重力线的距离；胸椎弧度，骨盆前倾。

痛点：在颈部、肩部、后背部及腰部可触及痛点（图4-4-2）。

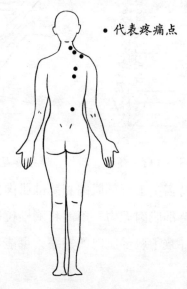

● 代表疼痛点

图4-4-2　驼背的常见痛点

3A姿势治疗

1. 最有效动作

驼背的原因在于上背部肌肉与胸部肌肉功能不平衡，同时与人体站立时重心分布有关。因胸椎位置改变，导致呼吸功能、颈椎与颈肩部肌肉功能受到影响。矫正的关键在于进行全身的姿势矫正与局部肌肉的重点练习。我推荐的最有效动作是仰卧直角式（图4-4-3）。

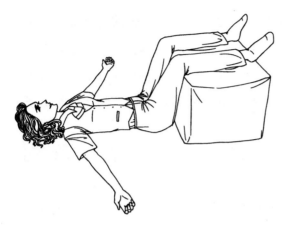

平卧于地面，借助模具，大腿与小腿、大腿与躯干垂直，双脚与小腿垂直。吸气，延展脊柱，呼气，双手自然打开45度，放平于地面，掌心向上。保持5分钟。

图4-4-3 仰卧直角式

仰卧直角式通过平卧，消除了站立时重力对于人体的影响，利用重力的作用，在大腿与小腿、大腿与躯干垂直的位置，将人体肩、髋、膝、踝等负重关节恢复运动时直角的力学关系，减少了骨盆和身体旋转，恢复了正常的解剖位置；将肩胛骨回位，减少了肩胛提肌、斜方肌和枕下肌群的牵拉和张力，起到了矫正驼背的作用。

通常驼背病人做第一次仰卧直角式练习，就可以有背部曲度的好转和头部位置的后移。坚持本节后面推荐的整套动作，并持之以恒，可以彻底治愈驼背和由此引起的姿势异常及相关病痛。

2. 坐姿调整

在坐位时，身体要挺直，上身不要倾斜，头部不要前伸；双腿不要交叉或跷"二郎腿"；保持双脚与肩同宽，脚趾伸向正前方。

每次工作时间超过半小时就应该休息一下，或者进行仰卧直角式锻炼。

每天进行2～3次的动态直角呼吸练习，通过呼吸运动来改善和矫正驼背（具体练习方法见第六章的呼吸运动练习）。

3. 深部按摩

寻找腰背部疼痛敏感点，进行深部按揉，缓解局部疲劳，促进血液循环。

胸部在生长发育过程中，其大小、形状会发生巨大的变化。胸部的形状与大小直接影响呼吸功能。胸廓的前后径与横径之比，称为胸廓指数，是衡量人体发育的一个重要指标。驼背时胸廓指数也会有异常。

前面讲到的这位小病人正处于身体发育期，不正确的姿势导致了驼背的发生。对他的3A评估后，我发现他的头部向前伸，超过肩耳线3厘米，明显驼背及骨盆前倾。在双侧肩部可触及多个触痛点，肌肉紧张僵硬，没有结节。询问得知他长期习惯性低头看书，使用电脑和手机时间比较长。长期的、习惯性的不良姿势导致了驼背。

我向他讲解了驼背可能与身体发育阶段后背部肌肉力量薄弱有关，通过姿势矫正练习，每天按摩颈肩部肌肉，就能明显改善驼背和姿势不正。

病痛源自姿势不良及长期缺乏运动，矫治也须通过调整姿势，设计合理的运动动作，以改善肌肉情况并解除疼痛。

我首先建议祁同学改变坐姿，养成双脚与肩同宽、双脚伸向前方的坐姿；不要双腿交叉（因为双腿交叉会使骨盆承受的力量增加）；身体坐直，避免驼背及头部过度前伸。

其次，建议他学会合理使用电脑以及注意学习时的坐姿，尤其注意电脑显示器的高度和光亮度。在纠正不良姿势的同时，我还教会他每天自己按摩、拍打痛点10次左右，每次1分钟就可以。嘱咐他每天坚持练习整套动作，每套30分钟。

青少年养成正确的姿势，有利于身体的发育和健康。独生子女时代，父母要更加关注孩子的姿势正确与否，以便培养健康的下一代。

表4-4 驼背3A姿势疗法的日常练习方案

动作名称	练习方法	时间(分钟)	重复次数
仰卧直角式	仰卧于地面,借助模具,大腿与小腿、大腿与躯干垂直,双脚与小腿垂直。吸气,延展脊柱,呼气,双手自然打开45度,放平于地面,掌心向上。保持5分钟。	5	1
上臂延展式	仰卧于地面,借助模具,大腿与小腿、大腿与躯干垂直,双脚与小腿垂直。吸气,延展脊柱,呼气,双手与胸前交叉握拳;再次吸气,双手向头顶延展,呼气,延展脊柱,静止1分钟;再次吸气,双手拉与胸前,与地面垂直。重复动作10次。	1	10
仰卧肩部挤压式	仰卧于地面,借助模具,大腿与小腿、大腿与躯干垂直,双脚与小腿垂直。吸气,延展脊柱,呼气,双手先伸直放平于地面,然后将小臂回复至与地面垂直。再次吸气,延展脊柱,呼气,双侧将肩胛骨向内挤压,放松,再次挤压,重复30次。	1	30
坐位靠墙式	后背靠于墙面,双腿伸直,与肩同宽,双手放在大腿之上,掌心向上。吸气,延展脊柱,肩胛骨内收,呼气,脚尖回钩。保持3分钟。	3	1
垫枕仰卧直角式	仰卧于地面,借助模具,一侧大腿与小腿、大腿与躯干垂直,脚与小腿垂直,对侧腿放在地面,用海绵块在旁做支撑,颈部和腰部放置软枕。吸气,延展脊柱,呼气,双手自然打开,与身体垂直,放平于地面,掌心向上。保持15分钟,重复另一侧。	15	1
垂直站立式	双脚放在辅具上,双手搭在墙面,吸气,延展脊柱,呼气,重心向下,直贯足跟。保持3分钟。	3	1

175

第五节　骨盆后倾和平背

易患人群

　　1.经常穿高跟鞋的职业女性；

　　2.臀部肌肉无力的人；

　　3.经常有屈膝习惯的人。

症状诊断

　　腰椎弧度减少，背部扁平，膝屈曲。

　　符合易患人群中的一项及症状诊断中的一项即表明需要进行3A姿势保健。

　　2010年一个冬天的早晨，北京飘起了雪花，因为路上堵车，我到单位的时间有点晚。我穿上大褂急匆匆地往门诊赶，刚一上楼，发现一位女病人等在门口。她27岁，是公司职员，因为自己个子矮，平时基本都穿高跟鞋。最近半年，她经常觉得腰部酸痛不舒服。拍过腰椎X线片，医生说没有问题，但她自己一直感到腰痛。听说我这儿治疗腰痛效果比较好，就请了假来就诊。

　　在上一章中，我们已经讲过了骨盆前倾表现为腰椎弧度增大，骨盆后倾就是腰椎弧度减少的情况。很多女性朋友有穿高跟鞋的习惯，一天下来常会有腰酸背痛的感觉，其实这与高跟鞋导致的骨盆后倾有关。

　　骨盆后倾也称为平背，表现为腰部向前突出的弧度明显减少了，这是很多下背部疼痛的主要原因。骨盆后倾和腰椎弧度减少的原因在于肌肉功能的失衡，为了预防和治疗下腰部疼痛，进行骨盆后倾的矫正是关键，而姿势矫正的关键在于进行整体的矫正与局部肌肉的重点练习相结合。

骨盆后倾和平背的原因

　　骨盆位于身体的中心位置，连接下肢与脊柱。依靠肌肉的作用，在运动与静止时维持身体的平衡。脊柱与骨盆的连接处有一个夹角，称为骶骨角，成人正常值为34度，骶骨角过大是腰椎前凸的特有征象（图4-5-1）。

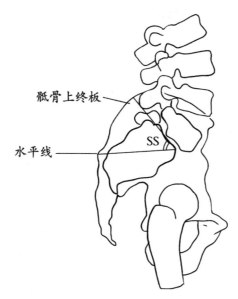

骶骨上终板

水平线

SS

图4-5-1　骶骨角的测量方法

小贴士

骨盆相关角度的测量：

骶骨角（SS）：骶骨上终板与水平线的夹角。

　　骨盆能否平衡在最佳的角度上，主要取决于各种肌肉能否正常运作。背部竖脊肌的下半部，与大腿的股直肌以及髂腰肌一同推拉骨盆往前倾斜，也就是说，这些肌肉可以增加倾斜的角度与腰椎前凸角度。在相反的方向，由大腿后肌、腹部肌肉群、臀大肌负责将骨盆向后倾斜，缩小倾斜角度，并减少腰椎的前凸现象。骨盆后倾的主要原因是屈髋肌无力和大腿后部肌肉短缩。

　　脊柱主要的解剖学结构特征是脊柱不同节段有不同的弯曲弧度。颈椎和腰椎向前凸使脊柱椎体前侧的间隙变宽，而后侧的间隙变窄。因此，当椎间盘承受重量时，会固定保持轻微往下的压力。脊柱的生理弯曲使椎间盘压力转移到后方，增加椎间盘后侧承受压力的能力。腰椎正常的向前曲度是对椎间盘的保护机制。骨盆后倾或者平背时，这种保护机制就没有了。所以说，骨盆后倾或者平背为下背部疼痛提供了结构上的基础。

　　对骨盆后倾和平背，使用3A姿势评估体系，首先要确定是否有骨盆后倾，然后进行矫正，预防骨盆后倾和平背对于身体的危害。

针对骨盆后倾和平背的3A姿势诊断

3A评估中与骨盆后倾和平背相关的一项或者多项，结合症状诊断，就能明确诊断患有骨盆后倾和平背的姿势异常。评估重点在于骨盆与脊柱、膝关节、踝关节，主要是从矢状轴上进行识别。

冠状轴：身体躯干有旋转，身体左右侧不在一个冠状面上，身体左侧或者右侧向前旋转。双侧肩膀向前突出。

水平轴：两侧肩膀不一样高；两侧骨盆不一样高；

矢状轴：头部前伸；骨盆后倾。

痛点：在腰背部、肩胛骨区域、臀部与下肢的肌肉群可触及痛点（图4-5-2）。

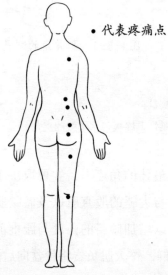

● 代表疼痛点

图4-5-2 骨盆后倾和平背的常见痛点

简易快速骨盆位置自测法

方法1：身体直立，双手叉腰，手掌向下移动，到骨盆位置停住。前面能够摸到骨盆隆起的骨头，就是髂前上棘；在环状骨盆的后面摸到的隆起为髂后上嵴，两手前后形成一个环形。如果呈前后等高或者前高后低，就是骨盆后倾了。

方法2：双腿靠墙站立，臀部、背部靠墙。将手掌握拳，塞入腰椎和墙壁之间。如果二者之间的空间比拳头大，提示骨盆前倾。如果拳头无法放入，为骨盆后倾。正常时拳头正好占据这个空间。

3A姿势治疗

1. 最有效动作

骨盆后倾和平背姿势异常与人体腰部和腹部肌肉的力量不均衡及肌肉短缩有关。矫正骨盆后倾和平背的关键是通过整体和局部动作训练，恢复骨盆及腰椎肌肉的平衡功能。我推荐的最有效动作是垫枕仰卧直角式（图4-5-3）。

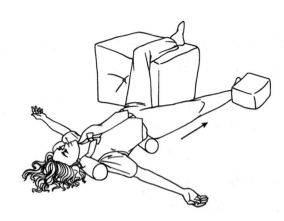

仰卧于地面，借助模具，大腿与小腿、大腿与躯干垂直，脚与小腿垂直，对侧腿放在地面，用海绵块在旁做支撑，颈部和腰部放置软枕。吸气，延展脊柱，呼气，双手自然打开，与身体垂直，放平于地面，掌心向上。保持15分钟，重复另一侧。

图4-5-3 垫枕仰卧直角式

垫枕仰卧直角式消除了骨盆旋转，通过重力作用，恢复负重关节的排列；通过在腰椎和颈椎下方垫枕，减缓肌肉紧张，恢复正常的脊柱生理排列；单侧运动，建立骨盆与下肢、肩关节之间的位置关系。从而达到了矫正骨盆倾斜的作用。

通常，骨盆后倾和平背病人经过第一次垫枕仰卧直角式练习，即可感觉到腰背部轻松或疼痛减轻。日常坚持练习本节后面推荐的整套动作，可治愈骨盆后倾和平背。

2. 坐姿调整

在坐位时，身体要挺直，上身不要倾斜，头部不要前伸；双腿不要交叉或跷"二郎腿"，保持双脚与肩同宽，脚趾伸向正前方。

每次工作时间超过半小时就应该休息一下，或进行垫枕仰卧直角式锻炼。

3. 深部按摩

找到腰部及臀部疼痛的敏感点，进行深部按揉，缓解局部疲劳，促进血液循环。

骨盆后倾和平背一旦形成，就是一个长期的姿势不正的过程，对身体的影响是潜移默化的。经常穿高跟鞋的人多数有腰痛的毛病，其实质是人体负重方式的变化导致了骨盆后倾，导致腰椎椎间盘及周围组织压力过大。因而，对于骨盆后倾和平背的矫正是一个长期过程，通过恢复正常的姿势，让腰部和骨盆周围的肌肉回归正常状态，回复到自然、放松的姿势，才能从根本解决问题。

前面提到病人的3A评估结果是她的头部向前伸，超过肩耳线2厘米，骨盆后倾明显，腰曲明显降低，双膝轻微屈曲，轻度外八字脚。

我向她讲解了骨盆后倾和平背的危害，她的问题与长期穿高跟鞋有关系，身体负重过于靠前，导致了骨盆后倾，可以通过姿势矫正练习恢复功能。

既然她的病痛源自姿势不良及长期缺乏运动，矫治也须通过调整姿势，设计合理的运动动作，以改善肌肉情况并解除疼痛。

我首先建议她尽量多穿平底鞋；注意坐姿，养成双脚与肩同宽、双脚伸向前方的坐姿；不要双腿交叉；定期运动；并每天坚持练习整套动作，每套30分钟。

1个月后病人来复诊，再次做3A评估后她发现自己的骨盆后倾明显减轻了，她告诉我腰背部疼痛也明显缓解。

事实上，成功的改变姿势并没有你想像得那么难。每天花费不多的时间，坚持一天又一天，很快就会获得回报。很多人认为健康是一种梦想，可望不可及。但我要说的是，其实健康并不是什么梦想，它一直在我们的身边。

附表4-5 骨盆后倾和平背3A姿势疗法的日常练习方案

动作名称	练习方法	时间(分钟)	重复次数
垫枕仰卧直角式	仰卧于地面，借助模具，一侧大腿与小腿、大腿与躯干垂直，脚与小腿垂直，对侧腿放在地面，用海绵块在旁做支撑，颈部和腰部放置软枕。吸气，延展脊柱，呼气，双手自然打开，与身体垂直，放平于地面，掌心向上。保持15分钟，重复另一侧。	15	1
仰卧肩部挤压式	仰卧于地面，借助模具，大腿与小腿、大腿与躯干垂直，双脚与小腿垂直。吸气，延展脊柱，呼气，双手先伸直放平于地面，然后将小臂回复至与地面垂直。再次吸气，延展脊柱，呼气，双侧将肩胛骨向内挤压，放松，再次挤压，重复30次。	不限	30
绕踝式	仰卧于地面，双手放于身体两侧，吸气，延展脊柱，呼气，屈左膝，双手提拉膝盖下方；再次吸气，延展脊柱，呼气，以脚踝为中心顺时针旋转10次，脚静止，脚趾向头部勾送10次。然后进行相反方向练习，重复动作30次。	不限	30
仰卧靠墙式	仰卧于地面，双腿竖直靠于墙面，双脚与肩同宽，吸气，延展脊柱，呼气，脚尖下钩，找寻地面。保持2分钟。	2	1
坐位靠墙式	后背靠于墙面，双腿伸直，与肩同宽，双手放在大腿之上，掌心向上。吸气，延展脊柱，肩胛骨内收，呼气，脚尖回钩。保持3分钟。	3	1
垂直站立式	双脚放在辅具上，双手搭在墙面，吸气，延展脊柱，呼气，重心向下，直贯足跟。保持3分钟。	3	1

第六节　伊氏姿势异常1型

易患人群

1.儿童；

2.长期坐办公室，长时间使用电脑的人；

3.职业司机；

4.姿势懒散的人。

症状诊断

在自然站立位置时，从侧面看，骨盆前倾；正面看，双脚外八字。

符合易患人群中的一项及症状诊断中的一项即表明需要进行3A姿势保健。

　　人类步入现代社会后，工作方式发生了巨大的变化。很多人，尤其是办公室白领，都从事案头工作，长时间坐在办公桌前，少有运动，甚至连上厕所的时间都很少。这就催生了一些特殊的疾病。

　　35岁的陈先生是北京一家知名软件公司的软件工程师，最近2年来一直深受腰痛的困扰。作为一名软件工程师，他常常加班很长时间。腰痛严重影响了他的职业生涯，曾有一度他想放弃这份工作。很多医生都告诉他，长期固定的坐姿导致的腰肌劳损。他也做过腰椎的MRI，显示轻度的第五腰椎～第一骶椎间盘膨出。

　　现在，陈先生每周都要做腰部按摩2～3次，按摩后症状略有缓解，但腰痛很快就再次出现。让他感到不安的是，近半年来他的右腿出现麻木。他自己非常担心病情会持续加重，最后不得不手术治疗。一次偶然的机会，他看到了3A姿势保健的宣传材料，慕名来到我的门诊。

　　陈先生所患的腰肌劳损是现在白领中常见的一种典型症状，很多办公室人士也在为类似情况苦恼。

　　美国人体运动功能解剖学家Egoscue将人类的复杂姿势异常分为4种类型，分别为1型、2型、3型与4型（D-LUX型）。每种姿势异常有其特征性的标志。这是一种从整体看待人体姿势异常的观点，每种姿势异常类型包含了多个部位和结构的姿势不正，表明了人类的姿势是一个整体结构的问题。在本章以下几节中，我们将着重围绕Egoscue所提出的伊氏姿势来介绍复杂姿势异常的身体结构诊断和治疗的相关问题。

　　复杂姿势异常涉及身体多个结构，与肌肉功能的失衡和人体整体重心的改变有关，矫正的关键在于进行全身的姿势矫正与局部肌肉的重点练习。

伊氏姿势异常1型

　　伊氏姿势异常1型的特征主要包括骨盆前倾、外"八字"脚和头部前倾（图4-6-1）。

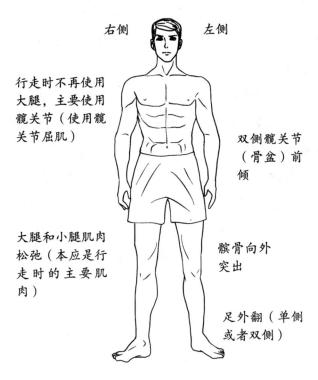

右侧　　　　左侧

行走时不再使用大腿，主要使用髋关节（使用髋关节屈肌）

双侧髋关节（骨盆）前倾

大腿和小腿肌肉松弛（本应是行走时的主要肌肉）

髌骨向外突出

足外翻（单侧或者双侧）

图4-6-1　伊氏姿势异常1型

　　骨盆前倾是许多下背部疼痛的根源，随着腰椎曲度的增大，腰椎间盘的受损开始出现。腰椎的弯曲度随时间而变得越来越明显，当这种弯曲超过一定的限度，腰椎间盘突出将会发生，并因此而压迫神经引起腰痛、腿脚麻木和疼痛症状，临床上常诊断为"腰椎间盘突出"或"坐骨神经痛"。

外"八字"脚非常常见，通常一眼就能看出来：站立时双侧脚趾指向外侧，以两脚脚跟为中心，形成"V"字形，这就是典型的外"八字"脚。双脚外"八字"表明腿部主要的步态肌肉不工作了。外"八字"脚者走路时是在使用髋关节而不是腿来向前移动。外八字脚的原因在于腿部步态肌肉无力，因而被迫用髋关节屈肌代替腿部肌肉运动。正常的走路步态应该是脚指向前方，足跟着地、然后脚掌中心、最后脚趾底部着地，完成一个步伐。足跟提供了良好的支撑，脚趾着地有着更好的平衡和稳定功能。在运动中，下肢、膝盖和大腿同样由大腿和小腿肌肉带动，以直线方式运动。

在外"八字"脚的情况下，脚和腿部肌肉功能失衡，脚跟着地时，身体的重量沿着一定的角度向外传递，导致脚的内侧或者外侧缘受力比较重，就像滑冰时脚的受力一样。同时，大腿、膝盖和小腿不再以直线方式运动，这样会给关节和韧带带来损伤。

头部前伸是第三个姿势异常特征，有这种异常的人通常很难自己觉察。但在他站立时，朋友或者家人在旁边观察一下，很容易就识别出来。头部前伸通常是骨盆前倾的反映。人体是一个稳定的结构，站立时人体的重心在第二、三腰椎椎体前缘位置。一旦骨盆前倾，人体的重心会发生偏离，为了维持身体的稳定和平衡，骨盆前倾者的头部会代偿性向前，胸椎曲度增大。

头部前伸导致头面部多个器官的位置异常，比如颈椎拉伸，鼻窦的排空功能受到影响，有些鼻窦炎、鼻炎病人，通过姿势矫正，疾病就神奇的好了，主要原因就是长期的姿势异常导致了鼻窦功能障碍。

对于伊氏姿势异常1型，使用3A姿势评估，首先要确定骨盆前倾和外"八字"脚及继发的头部前伸，然后进行矫正，预防这种姿势不正对身体的危害。

针对伊氏姿势异常1型的3A姿势诊断

　　3A评估中与伊氏姿势异常1型相关的一项或者多项，结合症状诊断，就能明确诊断患有伊氏姿势异常1型。评估重点在于骨盆前倾、外八字脚及头部前倾。主要是从矢状轴、冠状轴上进行识别。

　　冠状轴：身体躯干有旋转，身体左右侧不在一个冠状面上，身体左侧或者右侧向前旋转。双脚向外侧，呈外"八字"。

　　水平轴：两侧肩膀一样高；两侧骨盆一样高；

　　矢状轴：头部前伸重点测量耳肩线，测量外耳道与通过肩膀中心点重力线的距离；骨盆前倾。

　　痛点：常见的痛点在头颈部、颈肩部、后背部及双足（图4-6-2）。

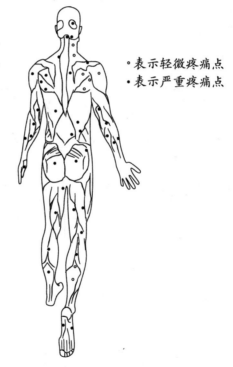

。表示轻微疼痛点
•表示严重疼痛点

图4-6-2　伊氏姿势异常1型常见痛点

　　在伊氏姿势异常1型中，主要姿势异常是骨盆前倾和外八字脚，造成这些姿势异常的主要原因在于髋关节屈肌群的过度强大，同时与步态肌肉功能的减弱有关。这与我们的现代化的生活和工作方式有关。我们的上半身工作明显多于下半身——坐着办公、接电话、用电脑，仅仅需要上半身运动就可以了，这使得下肢步态肌肉得到的锻炼机会减少。只要我们上半身工作，髋关节的屈肌群就在工作。步态肌肉只有通过大量的步行运动才能强化功能，很显然这种锻炼的机会越来越少。

偶尔地姿势不正不会对身体造成很大的伤害，长期、习惯性的姿势不正却能导致身体伤害。这也是为什么颈椎病、肩膀疼痛病人采用传统的治疗手段，按摩、推拿、拔罐都没有长久的治疗效果的原因。因为很多人的姿势不正没有消除。对于很多慢性疼痛疾病的治疗，矫正身体整体的姿势不正，让肌肉回归正常状态，身体回复到自然、放松的姿势，才能从根本解决问题。

3A姿势治疗

1. 坐姿调整

一般的坐姿：在坐立时，身体要挺直，上身不要倾斜、头部不要前伸；双腿不要交叉或跷"二郎腿"；保持双脚与肩同宽，脚趾伸向正前方。

使用电脑的姿势：美国的劳工部对于工作场所使用电脑的人体工程学提出了明确的建议，规定了桌子、显示器、椅子的高度，甚至照明的亮度也有具体的要求（图4-6-3）。

在坐姿上，要求脚掌平放在地面、双脚与肩同宽，伸向前方；小腿与大腿、大腿与躯干、前臂与上臂均要呈直角。头部直立，眼睛平视时，视线与屏幕中心呈10度左右的倾斜角度。

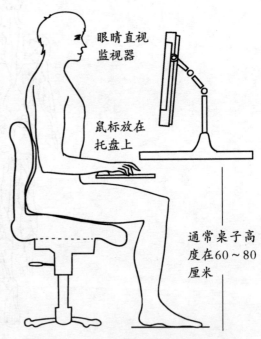

眼睛直视监视器

鼠标放在托盘上

通常桌子高度在60～80厘米

图4-6-3　符合人体工程学的办公设计

工作时间超过半小时就应该休息一下，或者进行下面的动作练习。

2. 深部按摩

寻找颈部、腰部及肩部疼痛的敏感点，进行深部按揉，缓解局部疲劳，促进血液循环。

3. 动作练习

仰卧直角式：仰卧于地面，借助模具，大腿与小腿、大腿与躯干垂直，双脚与小腿垂直。吸气，延展脊柱，呼气，双手自然打开45度，放平于地面，掌心向上。保持5分钟（图4-6-3）。

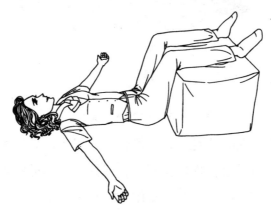

图4-6-3 仰卧直角式

仰卧绕踝式：仰卧于地面，双手放于身体两侧，吸气，延展脊柱，左膝屈曲，双手提拉膝盖下方，呼气，以脚踝为中心逆时针旋转10次，然后将脚趾向头侧勾屈10次（图4-6-4）。重复动作，总共30次。

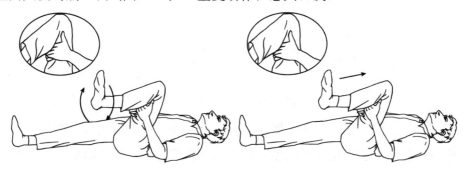

图4-6-4 仰卧绕踝式

仰卧直角夹枕式：仰卧于地面，借助模具，大腿与小腿、大腿与躯干垂直，双脚与小腿垂直，在双膝之间放置模具。吸气，延展脊柱，呼气，双手自然打开45度，放平于地面，掌心向上。再次吸气，背部放松，呼气，大腿内侧肌肉收缩夹枕（图4-6-5）。重复动作60次。

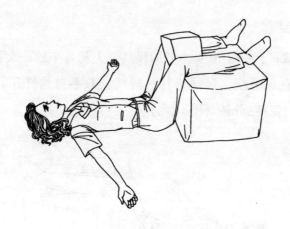

图4-6-5　仰卧直角夹枕式

仰卧股骨旋转：仰卧于地面，一侧膝关节屈曲，另一条腿伸直。伸直这条腿，收紧大腿，向大腿方向后拉脚趾，保持住，使用臀部肌肉，向内侧和外侧旋转腿部和脚部（图4-6-6）。动作重复20次，总共做3组。

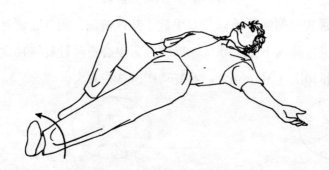

图4-6-6　仰卧股骨旋转

仰卧肩部挤压式：仰卧于地面，膝关节屈曲，脚伸向前方。肘部与肩关节垂直，双手举起，指向天花板。挤压和放松肩胛骨，挤压时肩胛骨向后背靠拢（图4-6-7）。重复动作，共3组，每组动作重复10次。

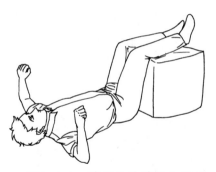

图4-6-7　膝屈曲手臂反向挤压

单膝扭脊式：仰卧于地面，吸气，双手打开，与身体垂直，掌心向下；呼气，屈双膝，左脚放于右膝上方；再次吸气，延展脊柱，呼吸，右膝缓缓放于地面，脚掌平放于地面之上，头部转向相反方向（图4-6-8）。保持1分钟。重复另一侧动作，保持1分钟。

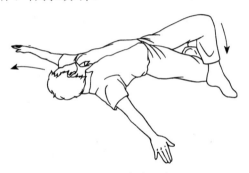

图4-6-8　单膝扭脊式

仰卧提臀式：仰卧于地面，吸气，双手自然打开，放于身体两侧；呼气，屈双膝，双膝与肩同宽；再次吸气，延展脊柱，呼气，腰部向上翘臀。吸气，腰部回放，骶尾骨内收（图4-6-9）。重复动作10次。

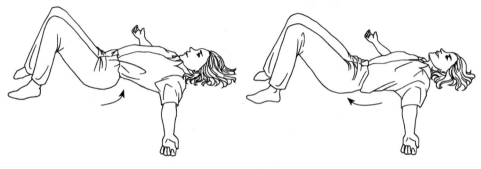

图4-6-9　仰卧提臀式

仰卧蛙式：仰卧于地面，吸气，延展脊柱，双手打开45度，自然放松；呼气，屈双膝，双脚并拢，缓慢双膝打开，找寻地面，双脚掌自然相对（图4-6-10）。保持2分钟。

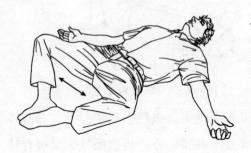

图4-6-10 仰卧蛙式

仰卧腹股沟渐进性伸展：仰卧于地面，一条腿屈曲放在大海绵块上。伸直腿从50厘米高处，逐级下降到地面，每个层面保持4～5分钟；也可以保持仰卧位，手臂呈45度向外，手掌指向天花板，保持上身放松（图4-6-11）。重复动作5次。

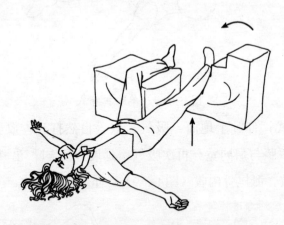

图4-6-11 仰卧腹股沟渐进性伸展

幻椅式：找一墙面，双脚打开与肩同宽，足跟与墙距离一大腿长度。吸气，延展脊柱，呼气，双手缓缓放于墙面，身体背部靠墙，缓缓向下，大小腿呈直角，大腿与躯干成直角（图4-6-12）。保持2分钟。

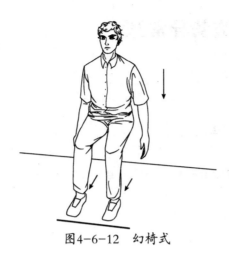

图4-6-12 幻椅式

表4-6 伊氏姿势异常1型3A日常练习方案

动作名称	时间(分钟)	重复次数
仰卧直角式	5	1
仰卧绕踝式	不限	30
仰卧直角夹枕式	不限	60
仰卧股骨旋转	不限	60
仰卧肩部挤压式	不限	30
单膝扭脊式	1	1
仰卧提臀式	不限	10
仰卧蛙式	2	1
仰卧腹股沟渐进性伸展	5	5
幻椅式	2	1

191

第七节 伊氏姿势异常2型

易患人群

　　1.儿童、青少年学生；

　　2.长期坐办公室的人；

　　3.以固定姿势长期工作的人，如司机、建筑工人、乐器演奏家等；

　　4.年轻母亲；

　　5.姿势懒散的人。

症状诊断

　　身体上身旋转和（或）肩部抬高；骨盆旋转和（或）抬高；上肢或下肢位置不对称。

　　符合易患人群中的一项及症状诊断中的一项即表明需要进行3A姿势治疗。

　　薛先生，39岁，是一名公司白领。他平日喜欢运动，经常打乒乓球。一次打球后突然出现腰部剧烈疼痛，左侧大腿外侧麻木。因为平素身体健康，他当时也没有在意。但疼痛1个月也没有缓解，薛先生到医院就诊后，拍了腰椎MRI，医生告诉他必须住院手术，因为第五腰椎～第一骶椎的椎间盘已经突出，且髓核有部分游离。如果病情再发展，有瘫痪的危险。

　　薛先生大为吃惊，因为觉得自己还年轻，考虑到手术后还要固定腰椎，对今后的生活影响非常大。经朋友介绍他来到我这里就诊。

　　在门诊，我为薛先生作了评估，结果显示身体躯干向右侧旋转，右侧肩膀低垂，头部向右侧偏斜；骨盆前倾，"外八"字脚，头部向前伸，超过肩耳线2厘米。我诊断薛先生是伊氏姿势异常2型，腰椎间盘突出症。

　　与伊氏姿势异常1型相比，伊氏姿势异常2型人体姿势异常更加严重，主要表现为身体躯干上半部分的旋转，对于骨骼、关节、脊柱与韧带和肌肉的损伤更大。

　　伊氏姿势异常2型涉及到身体的多个结构，与肌肉功能的失衡和人体整体重心的改变有关，矫正的关键在于进行全身的姿势矫正与局部肌肉的重点练习。

伊氏姿势异常2型

　　我们的身体上半部分称为躯干，伊氏姿势异常2型的特征主要包括上身旋转和/或肩部抬高；骨盆旋转和/或骨盆倾斜；上肢或者下肢位置不对称。

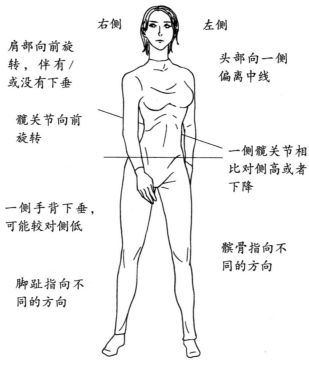

右侧　　　　左侧

肩部向前旋转，伴有/或没有下垂

髋关节向前旋转

一侧手背下垂，可能较对侧低

脚趾指向不同的方向

头部向一侧偏离中线

一侧髋关节相比对侧高或者下降

髌骨指向不同的方向

图4-7-1　伊氏姿势异常2型

　　躯干旋转是伊氏姿势异常2型中主要姿势异常。人体的良好的姿势是一种神经系统、关节、肌肉的平衡状态。良好的姿势是维持人体平衡与稳定性的基础。躯干旋转一旦发生，人体的空间位置就会发生变化，就像我们攀爬一座崎岖、陡峭的山峰一样，我们的身体需要使用不同的空间位置并且做出相应的调整，长期、习惯性姿势不正，身体持续处于"调整"状态，继发性的就会出现头偏斜、肩膀下垂等等问题，给全身的骨骼、关节、韧带与脊柱都带来慢性损伤。

简易快速躯干旋转自测法

　　方法一：身体面向墙壁站立，距墙壁有一臂距离，双脚站直，脚趾尖在一条直线上，自然的伸出双手，看两个指尖到墙壁的距离，如果一侧指尖已经抵到墙壁，对侧指尖还有一定距离，表示身体有旋转。

　　方法二：坐在椅子上，起立，双脚在自然位置站立，低头，看一下双脚的位置，如果一侧脚尖比对侧脚尖位置前突，表明身体有旋转。

　　方法三：坐在椅子上，起立，用您平时最舒适的姿势站立，双臂固定不动，看双手与大腿之间的位置，如果一只手的位置与另一只手位置不在一个平面上，表明身体有旋转。

　　躯干旋转对于人体结构的影响是巨大的，使肩膀与髋关节在垂直方向与水平方向上发生偏斜。自然站立时，我们的手掌通常应正对着大腿侧面，但在躯干旋转时，手掌多半向后或者向前。我们的身体对于躯干旋转会产生适应性的反应，最重要的就是眼睛。身体旋转发生后，在走路时身体一侧负重大，中线偏向一侧，为了直线行走，我们的眼睛就要代偿性适应，结果就是头部向一侧偏斜。

　　在通常情况下，如果右侧骨盆向前突出，身体就是以右侧负重为主。躯干旋转表现为旋转侧的肩膀下垂，身体其余部分向前突出。在这种位置，无论在行走或者奔跑中，膝盖、髋关节与肩膀都承受很大的压力，膝关节软骨的磨损与这些有密切关系。

　　对于伊氏姿势异常2型，使用3A姿势评估体系，首先要确定躯干旋转及其继发的各种问题，然后进行矫正，预防这种姿势不正对身体的危害。

针对伊氏姿势异常2型的3A姿势诊断

　　3A评估中与伊氏姿势异常2型相关的一项或者多项，结合症状诊断中的项目，就能明确诊断患有伊氏姿势异常2型。评估重点在于躯干旋转及其继发的肩膀与骨盆位置变化。主要是从矢状轴、冠状轴上进行识别。

　　冠状轴：身体躯干有旋转，身体左右侧不在一个冠状面上，身体左侧或者右侧向前旋转。双脚向外侧，呈外八字。

　　水平轴：两侧肩膀不一样高；两侧骨盆不一样高；头部向一侧偏曲。

　　矢状轴：头部前伸，骨盆前倾。

　　痛点：范围较伊氏姿势异常1型范围广泛，包括了颈背部、下背部区域（图4-7-2）。

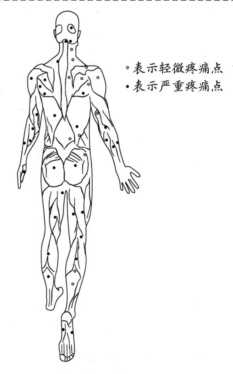

　　　　•表示轻微疼痛点
　　　　•表示严重疼痛点

图4-7-2　伊氏姿势异常2型常见痛点

3A姿势治疗

1.坐姿调整

　　在坐立时，身体要挺直，不要上身倾斜、头部前伸，双腿不要交叉、跷二郎腿，保持双脚与肩同宽，脚趾伸向正前方。小腿与大腿、大腿与躯干、前臂与上臂均要呈直角。工作时头部直立，眼睛平视时，视线与屏幕中心呈10度左右的倾斜角度。

每次需要做重复动作半小时或者工作时间超过半小时就应该休息一下，或者进行下面介绍的伊氏姿势异常2型动作锻炼。

2. 深部按摩

寻找颈部、腰部及肩部疼痛的敏感点，进行深部按揉，缓解局部疲劳，促进血液循环。

3. 动作练习

垂直站立式：双脚放在辅具上，双手搭在墙面，吸气，延展脊柱，呼气，重心向下，直贯足跟（图4-7-3）。保持3分钟。

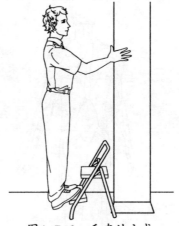

图4-7-3　垂直站立式

钟表式：找一墙面，做镜面练习。吸气，延展脊柱，呼气，双脚打开，双手展开、靠于墙壁，与地面水平；再次吸气，延展脊柱，呼气，以腰部（骶尾骨）为节点，上提与手臂同时在镜面上旋转30度，保持静止30秒；吸气，上体缓缓回正，呼气向相反方向（图4-7-4）。重复5次。

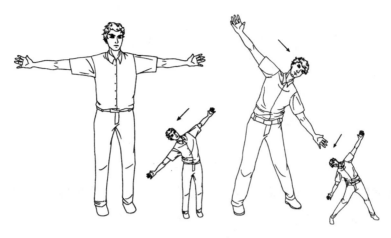

图4-7-4　钟表式

仰卧直角夹枕式：仰卧于地面，借助模具，大腿与小腿、大腿与躯干垂直，双脚与小腿垂直，在双膝之间放置模具。吸气，延展脊柱，呼气，双手自然打开45度，放平于地面，掌心向上。再次吸气，背部放松，呼气，大腿内侧肌肉收缩夹枕（图4-7-5）。重复动作60次。

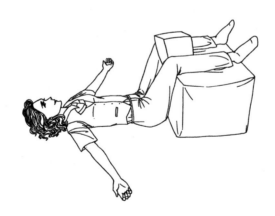

图4-7-5　仰卧直角夹枕式

卧位收臀式：仰卧于地面，双膝屈曲，双手打开，放于身体两次，掌心向上。吸气，延展脊柱，呼气，双臀向内侧挤压收缩，吸气，放松臀部（图4-7-6）。重复动作60次。

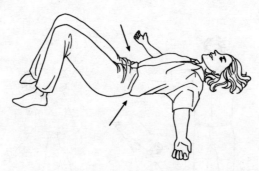

图4-7-6　卧位收臀式

仰卧蛙式：仰卧于地面，吸气，延展脊柱，双手打开45度，自然放松；呼气，屈双膝，双脚并拢，缓慢双膝打开，找寻地面，双脚掌自然相对（图4-7-7）。保持2分钟。

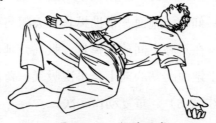

图4-7-7　仰卧蛙式

蛙式上臂延展式：仰卧于地面，双膝屈曲平放在地面，双脚掌相对。吸气，延展脊柱，呼气，双手交叉握拳，向头顶延展，双手下面放置模具，双手向下挤压（图4-7-8）。重复动作10次。

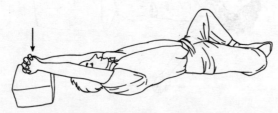

图4-7-8　蛙式上臂延展式

仰卧单侧渐进单侧直角式：仰卧于地面，借助模具，大腿与小腿、大腿与躯干垂直，单侧脚与小腿垂直，对侧腿放在地面，用海绵块在旁做支撑。吸气，延展脊柱，呼气，双手自然打开45度，放平于地面，掌心向上。首先将右腿伸直抬高，脚跟放在模具上，保持1分钟，然后将右腿向下放低5厘米，保持1分钟，然后放于地面，保持1分钟（图4-7-9）。重复另一侧。

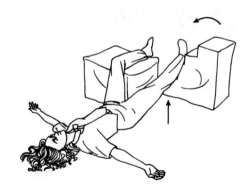

图4-7-9　仰卧单侧渐进单侧直角式

辅助幻椅式：双手搭在墙壁，与地面水平，屈双膝，与肩同宽，大腿与小腿、大腿与躯干、小腿与足分别呈90度，吸气，延展脊柱，呼气，臀部上提，腰部向前推送，力量向下（图4-7-10）。保持1分钟。

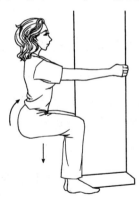

图4-7-10　辅助幻椅式

表4-7　伊氏姿势异常2型3A日常练习方案

动作名称	时间(分钟)	重复次数
垂直站立式	3	1
钟表式	不限	5
仰卧直角夹枕式	不限	60
卧位收臀式	不限	60
仰卧蛙式	2	1
蛙式上臂延展式	2	10
仰卧单侧渐进单侧直角式	1	6
辅助幻椅式	1	1

第八节　伊氏姿势异常3型

易患人群

　　1.儿童、青少年学生；

　　2.长时间使用电脑的人和办公室工作人员；

　　3.以固定姿势长期工作的人，如司机、建筑工人、医生、乐器演奏家等；

　　4.年轻母亲；

　　5.姿势懒散的人。

症状诊断

　　骨盆后倾，头部前倾，圆肩，驼背，腰椎曲线消失伴有身体多个部位的疼痛。

　　符合易患人群中的一项及症状诊断中的一项即表明需要进行3A姿势治疗。

　　伊氏姿势异常3型不是特别常见的姿势异常，但却是一种严重的姿势问题。这种姿势异常对于身体结构的损伤巨大，与身体多个部位同时出现疼痛，如颈肩痛、腰痛、脚痛等有关。伊氏姿势异常3型通常由姿势异常1型和2型逐渐演变而来。因此，加强对于姿势健康的关注，尽早矫正轻微的姿势异常是非常重要的。我们在本章第六节的案例中，陈先生的因姿势异常所导致的疾病也包括在伊氏姿势异常3型中。那什么是伊氏姿势异常3型呢？我们先从人体的结构入手做些了解。

伊氏姿势异常3型

　　伊氏姿势异常3型的特征主要包括骨盆后倾、头部前倾、圆肩、驼背、腰椎曲线消失，伴有身体多个部位的疼痛（图4-8-1）。

　　骨盆后倾是指腰椎生理曲度降低，腰部的弧形曲线消失。与骨盆前倾相比，骨盆后倾对于身体的危害更大，因其改变了腰椎间盘负重，更容易导致腰椎间盘突出和周围结构的损伤，这在前面的章节中已经讲过。骨盆后倾形成的主要原因在于髋关节屈肌的力量减弱。

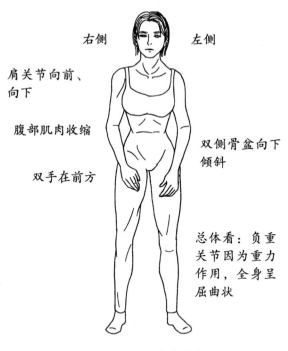

右侧　　　　　左侧

肩关节向前、
向下

腹部肌肉收缩

双手在前方

双侧骨盆向下
倾斜

总体看：负重
关节因为重力
作用，全身呈
屈曲状

图4-8-1　伊氏姿势异常3型

　　伊氏姿势异常3型的另一个主要特点是头部前倾和圆肩，身体上半身的结构似乎要塌陷在一起。这种姿势异常本来常见于女性，因为女性运动和劳动量比较少，身体肌肉没有得到充分的锻炼。而现今，这种姿势异常在儿童和青少年中越来越常见，主要原因在于儿童和青少年的运动量越来越少，静坐时间长，加上长时间使用电脑、低头使用手机、书包重量过重等等。

　　重力的作用使我们身体结构趋向于倒下，但我们身体有很好的自动调节功能，神经系统向相关肌肉发出指令，对抗重力作用。咬肌、颈部肌肉及躯干肌群和脚底的肌肉都要相应的收缩，维持身体直立。在姿势异常情况下，这些结构承受更大的压力，导致肌肉劳损，形成多个部位的疼痛。

　　对于伊氏姿势异常3型，使用3A姿势评估体系，首先要确定骨盆后倾、头部前伸和圆肩，然后进行矫正，预防这种姿势不正对于身体的危害。

针对伊氏姿势异常3型的3A姿势诊断

3A评估中与伊氏姿势异常3型相关的一项或者多项，结合症状诊断中的项目，就能明确诊断患有伊氏姿势异常3型。评估重点在于骨盆后倾、头部前倾、圆肩及驼背，主要是从矢状轴、冠状轴上进行识别。

冠状轴：身体躯干有旋转，身体左右侧不在一个冠状面上，身体左侧或者右侧向前旋转。双脚向外侧，呈外八字。

水平轴：两侧肩膀一样高；两侧骨盆一样高。

矢状轴：头部前伸重点测量耳肩线，测量外耳道与通过肩膀中心点重力线的距离；骨盆前倾及圆肩。

痛点：身体多个部位出现痛点（图4-8-2）。

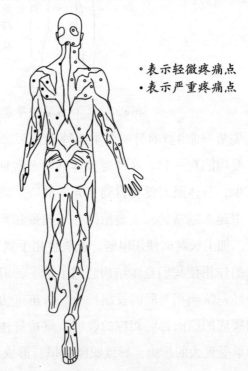

• 表示轻微疼痛点
• 表示严重疼痛点

图4-8-2　伊氏姿势异常3型常见痛点

在伊氏姿势异常3型中，主要姿势异常是骨盆后倾、头部前倾、圆肩及驼背。伊氏姿势异常3型是一种严重的身体姿势异常，对于身体多个部位和结构有严重的影响。

偶尔的姿势不正不会对身体造成很大的伤害，但是持续的姿势异常，长期骨盆后倾、头部前伸、圆肩与驼背，会对颈椎、腰椎、膝关节、髋关节、踝关节与肩关节产生严重损害。因而，对于这种姿势异常及引起的慢性疼痛，需要进行整体的姿势矫正，让肌肉回归正常状态，身体回复到自然、放松的姿势，才能从根本解决问题。

3A姿势治疗

1. 姿势矫正

在坐立时，身体要挺直，上身不要倾斜，头部前伸；双腿不要交叉或跷"二郎腿"，保持双脚与肩同宽，脚趾伸向正前方。小腿与大腿、大腿与躯干、前臂与上臂均要呈直角。头部直立，眼睛平视时，视线与屏幕中心呈10度左右的倾斜角度。

每次需要做重复动作半小时或者工作时间超过半小时就应该休息一下，或者进行伊氏姿势异常3型日常全套动作练习。

2. 深部按摩

寻找颈部、腰部及肩部疼痛的敏感点，进行深部按揉，缓解局部疲劳，促进血液循环。

3. 动作练习

仰卧直角式：仰于地面，借助模具，大腿与小腿、大腿与躯干垂直，双脚与小腿垂直。吸气，延展脊柱，呼气，双手自然打开45度，放平于地面，掌心向上（图4-8-3）。保持5分钟。

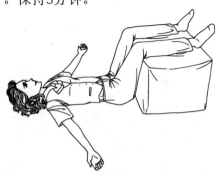

图4-8-3 仰卧直角式

仰卧膝夹枕式：仰卧于地面，双脚打开一拳之距离，双膝屈曲夹模具。

吸气，延展脊背，呼气，双膝做夹枕动作（图4-8-4）。重复做60次。

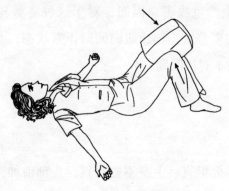

图4-8-4　仰卧膝夹枕式

卧位收臀式：仰卧于地面，双膝屈曲，双手打开，放于身体两次，掌心向上。吸气，延展脊柱，呼气，双臀向内侧挤压收缩，吸气，放松臀部（图4-8-5）。重复动作60次。

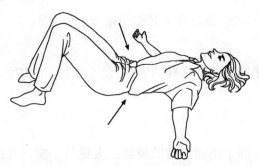

图4-8-5　卧位收臀式

蛙式：仰卧于地面，吸气，延展脊柱，双手打开45度，自然放松；呼气，屈双膝，双脚并拢，缓慢双膝打开，找寻地面，双脚掌自然相对（图4-8-6）。保持2分钟。

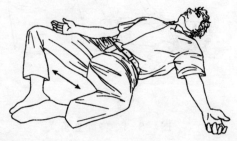

图4-8-6　蛙式

猫式：双膝打开，与肩同宽，双手放于地面，手臂伸直。吸气，延展脊背，呼气，低头，肩胛骨内收，腰部向下，臀部上翘（图4-8-7）。保持2分钟。

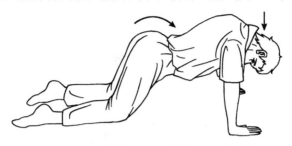

图4-8-7　猫式

扭脊式：侧卧于地面，双手伸直，与身体长轴垂直，屈膝勾脚，大腿与躯干、大腿与小腿、小腿与足分别呈直角。吸气，延展脊柱，呼气，上方手臂打开放于体后，身体旋转，另一只手放在膝部（图4-8-8）。保持1分钟。

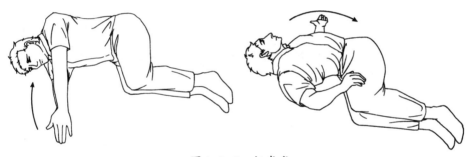

图4-8-8　扭脊式

猫狗式：双膝打开与肩同宽，手臂伸直，放于地面。吸气，低头拱背，呼气，抬头、塌腰、提臀（图4-8-9）。重复动作。

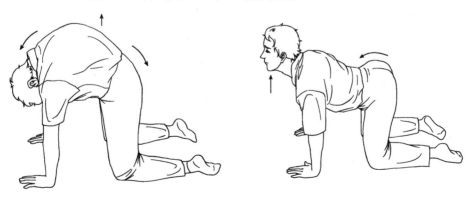

图4-8-9　猫狗式

坐位靠墙式：后背靠于墙面，双腿伸直，与肩同宽，双手放在大腿之上，掌心向上。吸气，延展脊柱，肩胛骨内收，呼气，脚尖回钩（图4-8-10）。保持3分钟。

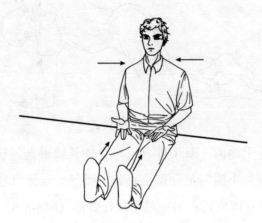

图4-8-10 坐位靠墙式

辅助幻椅式：双手搭在墙壁，与地面水平，屈双膝，与肩同宽，大腿与小腿、大腿与躯干、小腿与足分别呈90度，吸气，延展脊柱，呼气，臀部上提，腰部向前推送，力量向下（图4-8-11）。保持1分钟。

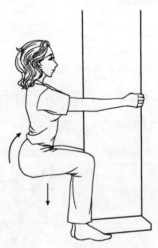

图4-8-11 辅助幻椅式

表4-8　伊氏姿势异常3型3A日常练习方案

动作名称	时间(分钟)	重复次数
仰卧直角式	5	1
仰卧膝夹枕式	不限	60
卧位收臀式	不限	60
蛙式	2	1
猫式	2	1
扭脊式	1	1
猫狗式	不限	30
坐位靠墙式	3	1
辅助幻椅式	1	1

第五章

特殊人群的3A姿势保健

　　每一个特殊人群都有着十分明显的特征。不幸的是，许多姿势不正及其引起的疼痛也与特殊人群关系密切。现代化办公方式给人们带来的方便，也让终日与电脑为伍的白领人群因工作而罹患颈、肩、腰部疾病。年轻妈妈因为缺乏运动和照顾孩子而出现腰痛或骨盆前倾。体力劳动者、教师、医生甚至中小学生也备受因姿势异常导致的疼痛折磨。

　　虽然在有些人看来，这种以人群为特征的高发病痛应属自然且难以避免，但从3A姿势疗法的角度，病痛的发生并不是与生俱来，一切皆源于对姿势健康的忽视。

　　本章将就上述人群的相关问题，从3A姿势疗法的角度进行分析，明确标准、规范身体姿势，提出以动作训练对抗不良姿势对健康的影响，从根本上祛除各种病痛的隐患，还大家一个"清爽"的健康之身。

第一节 办公室白领的姿势保健

易患人群

　　1.长期坐办公室的人、尤其是姿势懒散的人；

　　2.长期使用电脑的人。

症状

　　1.颈肩部、背部疼痛；

　　2.腰痛、伴腿疼痛及麻木的人；

　　3.经常闪腰的人。

符合易患人群中的一项及症状中的一项即表明需要进行3A姿势保健。

　　现代社会的工作方式对人类的健康提出了严峻的挑战，长时间静坐、长时间连续使用电脑、长时间开会、每天工作在密闭的环境中使用空调等都是对人类健康的挑战。尤其是长时间静坐和使用电脑的人，习惯于头部向下、双侧肩膀向前的姿势，更易引起多种疼痛及疾病。

　　据不完全统计，45%的办公室白领有颈部疼痛、后背疼痛以及腰痛的问题。下腰痛已经严重影响人们的工作和生活质量，成为大多数员工请假的原因。另外，平时没有下腰痛症状的人也经常在弯腰、提重物的过程中突然出现腰痛。其实这一切都与姿势不正密切相关。

　　有个女病人，39岁，在一个国家级出版社上班，主要负责书稿校对工作。她每天都要使用电脑6个小时以上，最近两年经常落枕，1年前逐渐开始出现颈肩部疼痛。3天前在做菜时，她突然发现自己看不清东西，休息后症状有所缓解。她到医院做颈椎MRI，显示颈椎生理曲度消失，第三～第四、第四～第五颈椎椎间盘轻度膨出。这位病人曾经在其他医院断断续续做过半年的按摩、推拿等理疗，颈肩部疼痛症状反复发作。她的一个朋友在我这儿治疗过，效果很好，所以就推荐她来这儿看看。

办公室白领常见的姿势异常

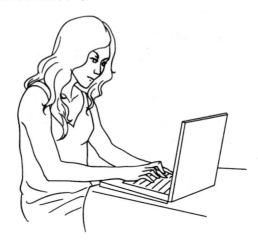

图5-1-1　经常使用电脑的白领易出现姿势异常

1.头部前伸

头部前伸是办公室白领最常见的姿势异常。首先由于重力的因素，人体头部更易于向前倾斜；其次，因为现在大部分的工作需要低头，人们的头部就习惯性地向前倾斜。以上两个因素导致办公室白领最多发的姿势异常就是头部前伸。头部前伸使头颈部肌肉不平衡，有些人因肌肉长期被拉伸而产生慢性疲劳，有些人则因为肌肉得不到锻炼，因此出现颈肩部酸痛、偏头痛、胸闷或者视物模糊等症状。

2.圆肩

双侧肩部向前，双侧肩关节位置前移，这个动作经常发生在使用计算机时。长时间保持这个姿势容易导致圆肩。圆肩是造成颈肩部肌肉劳损的第二个常见姿势异常。当人体处于圆肩姿势时，肩部肌肉尤其是肩胛骨周围肌肉被拉伸，时间一长，肌肉产生损伤性改变，即表现为肩膀局部的酸痛。

在上述两种异常姿势下，人体长期静坐，腰背部肌肉力量被减弱。如果坐姿再不标准，双侧负重不一样，就会进一步导致脊柱侧弯、骨盆旋转，影响脊柱的稳定，从而出现椎间盘突出，严重者肝脏、肾脏、子宫、前列腺等脏器的位置发生改变或受到压迫，这些脏器的功能也会受到影响。

我们建议所有办公室白领使用3A姿势诊断评估自己的身体状况，如果发现问题及时进行针对性的矫正练习，达到调理健康、防病治病的目的。

针对办公室白领的3A姿势诊断

　　3A姿势诊断中与白领姿势健康相关的一项或者多项，结合症状，就能明确诊断白领的姿势异常。

　　针对这个群体的3A姿势评估重点部位在于头部、肩膀与骨盆。

　　冠状轴：身体躯干有旋转，身体左右侧不在一个冠状面上，身体左侧或者右侧向前旋转。双侧肩膀向前突出；骨盆旋转。

　　水平轴：两侧肩膀不一样高；两侧骨盆不一样高；

　　矢状轴：头部前伸；骨盆前倾。

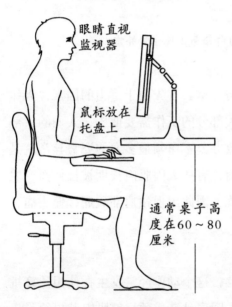

眼睛直视监视器

鼠标放在托盘上

通常桌子高度在60～80厘米

图5-1-2　符合人体工程学的办公设计

3A姿势治疗

1. 姿势矫正

　　在坐立时，身体要挺直，上身不要倾斜，头部不要前伸；双腿不要交叉或跷"二郎腿"，保持双脚与肩同宽，脚趾伸向正前方。

　　使用电脑的姿势：美国的劳工部对于工作场所使用电脑的人体工程学提出了明确建议，规定了桌子、显示器、椅子的高度，照明的亮度也有具体的要求。

　　在坐姿上，要求脚掌平放在地面、双脚与肩同宽，伸向前方；小腿与大腿、大腿与躯干、前臂与上臂均要呈直角。头部直立，眼睛平视时，视线与屏幕中心呈10度左右的倾斜角度。

　　每次需要做重复动作半小时或者工作时间超过半小时就应该休息一下，并采用如下方式练习矫正姿势不正，恢复肌肉、骨骼、关节与脊柱的平衡功能。

2. 深部按摩

　　寻找颈部及肩部疼痛的敏感点，进行深部按揉，缓解局部疲劳，促进血液循环。

影响白领健康的最主要因素就是长期静坐和特有的办公方式导致的头部前伸、圆肩及骨盆旋转，引起的身体肌肉、骨骼、关节与脊柱异常。

还是那句话，偶尔的姿势不正不会对身体造成很大的伤害，但是持续的姿势异常，如长期头部前伸、圆肩、骨盆旋转会对颈肩部、后背部、腰部的肌肉、椎间盘等组织产生影响。这些组织的劳损、无菌性炎症或者椎间盘突出都会引起疼痛及不适。姿势异常的根本原因不祛除，单纯针对局部问题的治疗手段如按摩、推拿、拔罐等通常只会起到短期的治疗效果。

前面提到的那位女病人通过3A姿势诊断，她的头部向前伸，超过肩耳线3厘米，有轻度圆肩与驼背，骨盆前倾、头部向右侧偏斜。在双侧肩部可触及多个触痛点，肌肉紧张僵硬，但尚未出现结节。

我和她讲解了头部前伸、圆肩、骨盆前倾对于身体的危害和影响，她的颈肩痛和看东西模糊与这些姿势异常有直接的关系。因为她的病痛源自姿势不正及长期缺乏运动，矫治也须从调整姿势、设计合理的运动动作入手，解除肌肉疲劳后疼痛自然缓解。

我首先帮助她改变坐姿，养成双脚与肩同宽、双脚伸向前方的坐姿；不要双腿交叉（因为双腿交叉会使骨盆承受的力量增加）；身体坐直，避免驼背及头部过度前伸。

然后指导她做动作练习，并每天坚持练习整套动作及自己按摩痛点10次左右，每次1分钟。

病人在门诊做完第一次练习后，就感觉颈肩部疼痛减轻。1个月后来门诊复查时，她的颈肩部疼痛明显好转，而且再没有出现看东西模糊。可见在白领因姿势造成的健康问题中，单纯的局部对症治疗手段并不会从根本上解决问题，只有调整全身姿势到正确体位才能使身体回复到自然、放松的姿势，从根本解决困扰白领朋友们的颈肩痛、腰痛等难题。

即使人类进化到今天，我们的后背仍然不适于长期坐姿，更别说姿势不正确的长期坐姿，但坐着工作却是现代化办公对白领的必然要求。既然我们不能改变以坐姿为主的办公方式，那就只能通过调整自己更好地适应这个方式，从而更好地保护自己。

表5-1　办公室白领3A姿势疗法日常练习方案

动作名称	练习方法	时间(分钟)	重复次数
手臂环绕式	直立吸气，双脚与肩同宽，呼气，手臂与地面水平伸直，拇指垂直于四指，四指屈曲；再次吸气，以肩关节为中心点，带动上臂和前臂，延展到双手，呼气，从前向后划圈30次；再次吸气，延展脊柱，再次呼吸，向相反方向划圈30次。	不限	30
肘部开合式	吸气，延展脊柱，呼气，双手掌关节屈曲，拇指向下方指向肩关节，放在太阳穴上。再次吸气，双肘靠拢；呼气，打开肘部。每个动作做30次。	不限	30
坐位摩天式	坐直，双膝打开，与肩同宽，双脚水平，趾尖向前，骶尾骨内卷，腰部向前，身体直立。吸气，延展脊柱，呼气，双手交叉合拢，手臂伸直，向上举过头顶。目视手掌。保持此姿势1分钟。	1	1
辅具直角式	将辅具放于桌面，双手放在辅具上，双脚向后，调整身体，双腿与躯干呈90度，双脚打开，与肩同宽。吸气，延展脊背，呼气，腰部向下，保持1分钟。	1	1

第二节 年轻妈妈的姿势保健

易患人群

　　年轻妈妈。

症状

　　1.经常腰酸背痛；

　　2.颈肩部、背部疼痛，或伴有手指酸麻胀痛；

　　3.腰痛、伴腿疼痛及麻木的人。

　　符合易患人群及症状中的一项即表明需要进行3A姿势保健。

　　在怀孕与分娩过程中，女性体内发生了一系列巨大的变化。这种变化并不仅仅是激素水平及代谢水平的改变，在承受体内环境变化的同时，孕产妇的肌肉与骨骼、关节的受力也发生了改变。我们都非常关注她们的日常生活，但很少有人关注到她们的姿势健康。

　　据不完全统计，约70%的女性有腰痛的经历，在怀孕期间50%～80%的女性发生背部疼痛。这些问题的出现表明机体需要进行姿势诊断与矫正了。

年轻妈妈常见的姿势异常

1.骨盆倾斜

　　年轻妈妈需要经常怀抱孩子，做这个动作通常需要一侧髋关节用力，骨盆经常处于不平衡状态，从而导致骨盆倾斜。骨盆倾斜就会导致躯干的旋转，引起一系列姿势的问题。

2.头部前伸

　　在怀孕期间，随着胎儿的发育，母体的负重方式及重力的分布发生很

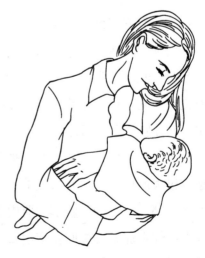

图5-2-1　怀抱婴儿的母亲容易姿势异常

215

大的变化，骨盆前倾并且腰椎曲度增大。孕妇为了维持身体平衡，头部相应向前倾斜，易出现颈肩痛。

怀孕期间胎儿重量加上羊水的重量使孕妇腹部承受过大的压力，加上腹部肌肉收缩力量的减弱，导致骨盆前倾和腰椎曲度过大。这种过大的曲度对孕妇的腰椎间盘及其周围结构造成损伤，易导致腰肌劳损或者椎间盘突出。如果女性在分娩后没有及时进行恢复性姿势矫正练习，日后发生腰痛就不足为奇了。

通过对年轻妈妈使用3A姿势诊断，可以迅速地系统评估身体的姿势状况，在此基础上进行针对性的矫正练习，可达到调理健康、防治腰痛和颈肩痛的功效。

针对年轻妈妈的3A姿势诊断

　　　3A姿势诊断中与年轻妈妈姿势健康相关的一项或者多项，结合症状，就能明确诊断年轻妈妈的姿势异常。

年轻妈妈的3A姿势评估重点部位在于骨盆、头部位置。

冠状轴：躯干有旋转，身体左右侧不在一个冠状面上，身体左侧或者右侧向前旋转。双侧肩膀向前突出；骨盆旋转。

水平轴：两侧肩膀不一样高；两侧骨盆不一样高。

矢状轴：头部前伸；骨盆前倾。

影响年轻妈妈健康的诸多因素中，与姿势相关的是骨盆前倾、骨盆旋转及头部前伸。这些不良姿势对于颈椎、腰椎的损害巨大。大部分产妇在休息了4个月后重新回到工作岗位，此时，怀孕期间及分娩后身体结构的损害还没有完全恢复。错误姿势导致的损害从此伴随在后续的生活中。在中老年群体中，女性腰痛多于男性的一个主要原因也在于此。

因工作或者生活需要，我们偶尔处在姿势不正的情形。虽然这不会对身体造成很大的伤害，但是持续的姿势异常，骨盆倾斜或者旋转、头部前伸就会对颈肩部、后背部、腰部的肌肉和椎间盘等组织产生影响。这些组织的劳损、无菌性炎症或者椎间盘突出就会引起疼痛。如果不纠正异常的姿势，只是针对局部问题进行治疗通常不会有长久的效果。因而，在年轻妈妈的姿势健康中，除了采用局部对症治疗手段之外，要注意全身姿势的调整与保健，只有这样才能使年轻妈妈的身体回复到自然、放松的健康姿势，从根本解决困扰年轻妈妈的的疼痛难题。

3A姿势治疗

1.姿势矫正

在坐立时，身体要挺直，上身不要倾斜，头部不要前伸；双腿不要交叉或跷"二郎腿"，保持双脚与肩同宽，脚趾伸向正前方。每次抱小孩超过半小时或者工作时间超过半小时就应该休息一下，锻炼1～2分钟，通过动作练习矫正姿势不正，恢复肌肉、骨骼、关节与脊柱的平衡功能。

2.深部按摩

寻找颈部及肩部疼痛的敏感点，进行深部按揉，缓解局部疲劳，促进血液循环。

大概是3年前的一天，一位34岁的女病人来到我的门诊，当时她的孩子只有8个月。这是个新妈妈，也是个高龄产妇。据她说怀孕时就总腰痛，生完小孩后好了一段时间，但2个月后腰又痛起来。有一次她刚把孩子抱起来突然感觉腰不能动了，右腿也是麻的。之后她在社区医院做过几次按摩，腰痛稍微好了点。其间也拍了腰椎MRI，报告显示轻度腰椎间盘突出。她听人说3A疗法可以在家里作练习，这样就不会耽误照顾宝宝，所以在网上查了我的出诊时间，来找我看病。

通过3A姿势评估，我发现她的头部向前伸超过肩耳线2厘米，有轻度圆肩与驼背，骨盆前倾明显并有旋转。在腰部和臀部可触及多个触痛点，肌肉紧张僵硬，并伴有结节。

我向她讲解了头部前伸、骨盆前倾对身体的危害和影响，告诉她腰痛与怀孕期间、生产后的姿势异常、每天照顾宝宝而长期缺乏运动有直接的关系。在就诊期间，她会不自觉地跷起"二郎腿"。这都是会引起姿势异常的。

我首先建议这位女士改变坐姿，养成双脚与肩同宽、双脚伸向前方的坐姿；双腿不要交叉（因为双腿交叉会使骨盆承受的力量增加）；身体坐直，避免驼背及头部过度前伸。然后教她进行姿势矫正练习，以改善肌肉情况，并配合每天按摩腰部和臀部肌肉结节来缓解疼痛。

在练习2周后，她来门诊复查。她告诉我说腰痛已经明显减轻了，再次进行3A姿势诊断时发现骨盆前倾幅度也减小了。

需要说明的一点是，怀孕、生产这两个阶段中女性的身体经历了一系列的变化。处理得当，这种变化对身体就有益，反之也会贻害机体。这个观点和国人流传千年的坐月子理论不谋而合。在北、上、广这样的大城市，由于种种原因，年轻人结婚晚、生育晚，这些变化对产妇的影响就更加明显。我建议所有的年轻妈妈在坐月子之后都进行一下自我检查，详细检查一下身体的3个A（轴），因为这不仅是对自己负责，也是对家庭负责。

表5-2 年轻妈妈日常3A疗法练习方案

动作名称	练习方法	时间(分钟)	重复次数
仰卧直角式	躺于地面，借助模具，大腿与小腿、大腿与躯干垂直，双脚与小腿垂直。吸气，延展脊柱，呼气，双手自然打开45度，放平于地面，掌心向上。保持5分钟	5	1
上臂延展式	躺于地面，借助模具，大腿与小腿、大腿与躯干垂直，双脚与小腿垂直。吸气，延展脊柱，呼气，双手与胸前交叉握拳；再次吸气，双手向头顶延展，呼气，延展脊柱，静止1分钟；再次吸气，双手拉与胸前，与地面垂直；重复动作10次。	1	10
仰卧肩部挤压式	仰卧于地面，借助模具，大腿与小腿、大腿与躯干垂直，双脚与小腿垂直。吸气，延展脊柱，呼气，双手先伸直放平于地面，然后将小臂回复至与地面垂直。再次吸气，延展脊柱，呼气，双侧将肩胛骨向内挤压，放松，再次挤压，重复30次。	不限	30
坐位靠墙式	后背靠于墙面，双腿伸直，与肩同宽，双手放在大腿之上，掌心向上。吸气，延展脊柱，肩胛骨内收，呼气，脚尖回钩。保持3分钟。	3	1
垫枕仰卧直角式	躺于地面，借助模具，一侧大腿与小腿、大腿与躯干垂直，脚与小腿垂直，另侧腿放在地面，用海绵块在旁做支撑，颈部和腰部放置软枕。吸气，延展脊柱，呼气，双手自然打开，与身体垂直，放平于地面，掌心向上。保持15分钟，重复另一侧。	15	1
手臂环绕式	直立吸气，双脚与肩同宽，呼气，手臂与地面水平伸直，拇指垂直于四指，四指屈曲；再次吸气，以肩关节为中心点，带动上臂和前臂，延展到双手，呼气，从前向后划圈30次；再次吸气，延展脊柱，再次呼吸，向相反方向划圈30次。	不限	30

219

第三节 青少年的姿势保健

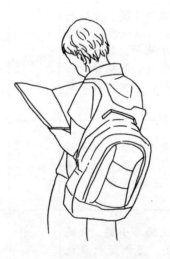

图5-3-1 沉重的书包易致青少年姿势异常

一次，医院里的同事领来一个孩子。孩子刚刚上初一，身高1.64米，体重50千克。据同事说这孩子平时特别爱打篮球，但最近半年感觉左侧膝盖疼，后来逐渐打不了篮球，甚至上体育课都不行。家长带孩子到其他医院做检查，拍了膝关节X线片子，没有发现什么问题。医生让再观察一段时间。但这几天孩子膝盖疼得晚上睡不着觉，同事抱着试一试的想法把他领到我这儿。

通过3A姿势评估，我发现他的头部向前伸已经超过肩耳线3厘米，轻度驼背、骨盆倾斜，双脚"外八"字，头部向右侧偏斜。在双侧肩部可触及多个触痛点，肌肉紧张僵硬，没有结节。

这孩子的问题出在姿势上，3A姿势诊断发现他有头部前伸、驼背、骨盆倾斜及双脚"外八"字等不良姿势。我又问了孩子背书包的习惯，得知这孩子习惯使用单肩背书包，书包重量经常在7.5千克左右。这下我就明白了，原来孩子的姿势问题与这个超重的书包及单肩背书包的方式有关。于是，我开出的第一个处方就是针对书包：首先减轻书包重量，将没必要带着的书本放在学校；其次必须要用双肩背书包，书包带的长度以书包下缘在臀部以上为准。

第二个处方是动作练习。由于他的膝盖疼痛与运动量过大及长期姿势不正造成的身体重量过于集中在膝关节有关，所以暂停篮球运动及体育课，改为每天坚持练习整套3A姿势疗法动作，每次30分钟。

在门诊进行第一次练习后，再次对孩子进行3A姿势诊断时发现，头部前伸有轻微好转，练习后测试头部仅前伸1.5厘米。坚持练习1个月后，孩子再次来门诊复查时，膝盖疼痛已明显减轻。

据世界卫生组织的统计，书包过重是损害中小学学生健康的一个重要因素。据不完全统计，在中国约79.1%孩子的书包超重。正常情况下，孩子书包的重量不应该超过自身体重的10%。当书包超过这个重量时，65.7%的孩子会觉得疲倦，46.1%的孩子会抱怨背部疼痛。同时，由于很多孩子的书包带过长，书包低于腰部以下，使得腰椎承重过大。一旦孩子的颈椎和腰椎发生损害，由此引起的不良姿势很可能要伴随一生。

2011年北京市教委开展的"青少年形体测量和测评"结果显示，85%以上的青少年姿势有问题，探颈、驼背达46.1%，头位不正占41.2%，双肩不平占38.3%，塌腰、弯背占23.6%，肥胖占13.8%，"X"、"O"型腿占17.7%，各项均良好者仅占12.8%，而13%的青少年颈椎有问题。由此可见，青少年的姿势健康状况极其不乐观。

青少年常见的姿势异常

1. 头部前伸

青少年背负沉重的书包时容易出现头部前伸。青少年正处于人体发育的高峰时期，肝脏、心脏的发育使身体躯干的重量增加，重力的作用倾向于将人体拉向地面。同时颈部肌肉正在发育中，孩子们长时间低头写作业、玩电脑、用手机，如果不重视肌肉功能的锻炼，这些肌肉力量太弱或发育不良更易造成头部前伸。

2. 驼背

由于孩子脊柱周围的肌肉仍在发育中，如果家长不给孩子适当的运动机会，脊背部肌肉即得不到充分的锻炼，驼背必然要发生。

3. 骨盆倾斜

这种情况经常见于使用单肩背书包的孩子。由于单侧负重，肩膀及骨盆单侧受力，必然导致这些部位结构的偏斜。

4. 脊柱侧弯

这些长期的姿势异常，加上骨骼营养不均衡会诱发孩子的脊柱侧弯。近年来，中国儿童的脊柱侧弯发病率快速上升，这与运动过少、长期姿势不良有关。

针对青少年的3A姿势诊断

3A姿势诊断中与青少年姿势健康相关的一项或者多项，结合症状，就能明确诊断青少年的姿势异常。

青少年的3A姿势评估重点部位在于头部位置、背部及骨盆倾斜。

冠状轴：身体躯干有旋转，身体左右侧不在一个冠状面上，身体左侧或者右侧向前旋转。双侧肩膀向前突出；骨盆旋转。

水平轴：两侧肩膀不一样高；两侧骨盆不一样高。

矢状轴：头部前伸；骨盆前倾。

青少年的姿势健康中最主要的影响因素在于头部前伸、驼背及骨盆倾斜，这些姿势对于颈椎、腰椎的影响巨大，姿势性损害的影响如果一直没有得到纠正，在成年后，这种不良姿势将伴随孩子一生，为日后的颈椎病、腰椎间盘突出等很多疾病埋下了祸根。

持续的姿势异常，头部前伸、驼背对颈肩部、后背部、腰部的肌肉、椎间盘等组织产生影响。这些组织的劳损、无菌性炎症或者椎间盘突出会引起疼痛，导致青少年颈椎病的高发。在青少年的姿势健康中，要注意全身整体姿势健康的调整与保健，只有这样才能让身体回复到自然、放松的健康姿势，才能从根本上解决困扰青少年的颈肩痛、腰痛、膝盖痛等难题。

3A姿势治疗

1. 姿势矫正

在坐立时，身体要挺直，上身不要倾斜，头部不要前伸，双腿不要交叉或跷"二郎腿"，保持双脚与肩同宽，脚趾伸向正前方。每次学习超过半小时或者40分钟，应该休息一下，锻炼1～2分钟，可采用本节后面推荐的动作锻炼。

2. 书包重量与位置

书包重量不应超过孩子体重的10%；要使用双肩背书包，均匀负重，书包底缘高度不能超过腰椎曲线的下方，要在臀部以上位置。

3. 深部按摩

寻找颈部及肩部疼痛的敏感点，进行深部按揉，缓解局部疲劳，促进血液循环。

在注意上述因素的前提下，通过动作练习，就能够矫正姿势不正，恢复肌肉、骨骼、关节与脊柱的平衡功能。

身为家长同时又是研究姿势多年的医生，每当我看到孩子背着沉重的书包心里就不是很舒服。虽然整天都喊着给孩子一个快乐、无压力的童年，但在这个以应试教育为主的体制下，作为家长的我们不自觉地给孩子加上了无数的砝码，沉重的书包只是其中的一个缩影。一考定天下，想要改变谈何容易。我期待鼓励个体多元化发展的教育改革到来的一天。

表5-3　青少年日常3A疗法练习方案

动作名称	练习方法	时间(分钟)	重复次数
仰卧直角式	躺于地面，借助模具，大腿与小腿、大腿与躯干垂直，双脚与小腿垂直。吸气，延展脊柱，呼气，双手自然打开45度，放平于地面，掌心向上。保持5分钟。	5	1
上臂延展式	躺于地面，借助模具，大腿与小腿、大腿与躯干垂直，双脚与小腿垂直。吸气，延展脊柱，呼气，双手与胸前交叉握拳；再次吸气，双手向头顶延展，呼气，延展脊柱，静止1分钟；再次吸气，双手拉与胸前，与地面垂直；重复动作10次。	1	10
仰卧肩部挤压式	仰卧于地面，借助模具，大腿与小腿、大腿与躯干垂直，双脚与小腿垂直。吸气，延展脊柱，呼气，双手先伸直放平于地面，然后将小臂回复至与地面垂直。再次吸气，延展脊柱，呼气，双侧将肩胛骨向内挤压，放松，再次挤压，重复30次。	不限	30
坐位靠墙式	后背靠于墙面，双腿伸直，与肩同宽，双手放在大腿之上，掌心向上。吸气，延展脊柱，肩胛骨内收，呼气，脚尖回钩。保持3分钟。	3	1
垫枕仰卧直角式	躺于地面，借助模具，一侧大腿与小腿、大腿与躯干垂直，脚与小腿垂直，对侧腿放在地面，用海绵块在旁做支撑，颈部和腰部放置软枕。吸气，延展脊柱，呼气，双手自然打开，与身体垂直，放平于地面，掌心向上。保持15分钟，重复另一侧。	15	1
垂直站立式	双脚放在辅具上，双手搭在墙面，吸气，延展脊柱，呼气，重心向下，直贯足跟。保持3分钟。	3	1

第四节　蓝领的姿势保健

易患人群

　　长时间以固定姿势工作的蓝领，如园丁、建筑工人、流水线作业工人等等。

症状

　　1.腰酸背痛，或伴有腿部疼痛与麻木；

　　2.颈肩部、背部疼痛，或伴有手指酸麻胀痛。

　　符合易患人群中的一项及症状中的一项即表明需要进行3A姿势保健。

　　有一天一个小伙子搀着一个老人来到我的诊室。老人65岁了，退休前一直从事环卫工作。老人说他腰痛和左腿麻疼反反复复有大概15年了，以前都是咬牙忍忍就过去了，最近1个月腰痛得厉害，站都站不起来，更别提走路了。老人在当地医院试过针灸、拔罐、贴膏药等等都没啥效果，在一家大医院拍了腰椎CT和MRI，显示腰椎多处椎间盘突出，医生建议他做手术，切除椎间盘，固定脊柱。可老人担心手术风险，经过多方求医，辗转来到我这儿。

　　通过3A姿势评估，我发现老人头部向前伸，超过肩耳线达4厘米，明显驼背、圆肩、骨盆倾斜，腰椎向左侧轻度侧弯，左侧膝关节屈曲，双脚呈"外八"字。在腰部及臀部和腘窝处，可触及多个触痛点及结节，且肌肉紧张僵硬。

　　很多以固定姿势长时间工作的人，姿势健康都将受到极大的挑战。美国对于长期以固定姿势工作的人的职业姿势健康有非常严格的标准，对于动作幅度、关节位置等等有详细的要求。目的是最大限度避免因为长期固定单一姿势工作对身体的损害。

　　很多人都有这样的经历：在除草、扫雪时不觉得很疲劳，但劳动结束后，腰疼得不能动了。这些表现与多次过度弯腰活动有关。除此以外，反复地挖掘、提水桶、将重物举高等不正确的动作都能对背部肌肉造成累积性劳损。尤其是当身体处于在不舒适的姿势，再长时间反复做一些动作更容易导致疼痛发生。长期做上述动作而不注重姿势健康，很容易导致颈椎病高发及后背部疼痛。

蓝领常见的姿势异常

1. 驼背

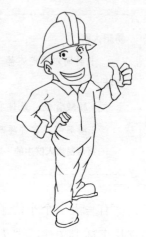

长期从事体力劳动，尤其是以固定姿势长期工作的人，很多在退休后有驼背的问题，这与长期的工作方式有关。驼背发生后，头部代偿性前伸、腰椎前凸，加重了椎间盘的压力。因此，颈椎病、腰椎间盘突出在这些体力劳动者中高发。

2. 圆肩

双手长期持重物，反复向前运动，导致双侧肩膀习惯性向前突出形成圆肩，圆肩牵拉了颈肩部肌肉，影响肺活量，对于身体健康影响较大。

3. 骨盆倾斜或者旋转

在劳动过程中，需要经常转身工作，身体单侧负重，加上圆肩，骨盆一侧受力重，会导致骨盆倾斜；身体经常旋转，便导致骨盆相应的旋转。严重者将导致脊柱侧弯，反过来加重腰椎间盘受力，导致腰椎间盘突出加重。

针对蓝领的3A姿势诊断

3A姿势诊断中与蓝领姿势健康相关的一项或者多项，结合症状，就能明确诊断蓝领的姿势异常。

蓝领的3A姿势评估重点部位在于背部、圆肩和骨盆问题。

冠状轴：身体躯干有旋转，身体左右侧不在一个冠状面上，身体左侧或者右侧向前旋转。双侧肩膀向前突出；骨盆旋转。

水平轴：两侧肩膀不一样高；两侧骨盆不一样高。

矢状轴：头部前伸；骨盆前倾。

蓝领的健康问题中最主要就是驼背、圆肩及骨盆倾斜或旋转。这些姿势异常累及的慢性劳损和重复性应力对于颈椎、腰椎的影响巨大。姿势损害的

影响如果一直没有得到纠正，会成为日后的颈椎病、腰椎间盘突出等很多疾病的隐患。本节开篇说到的那位老人，就是因为从事环卫工作，长期过度弯腰引起腰腿疼痛。头部前伸、驼背、圆肩、骨盆倾斜，都与他常年的劳作有密切关系，再加上平时没有姿势保健意识，常年的姿势异常导致了腰椎脊柱侧弯，腰椎间盘在长期的压力下，产生慢性劳损，最终形成了多个节段的腰椎间盘突出。

当持续的姿势异常对颈肩部、后背部、腰部的肌肉、椎间盘等组织产生不良影响时，这些组织的劳损、无菌性炎症或者椎间盘突出就会引起疼痛，颈椎病、腰椎间盘突出症尤其常见。在工人的姿势健康中，要特别注意全身整体姿势的调整与保健，只有这样才能使身体回复到自然、放松的健康姿势，从根本上解决困扰他们的颈肩痛、腰痛等难题。

3A姿势治疗

1. 姿势矫正

在坐立时，身体要挺直，上身不要倾斜，头部不要前伸；双腿不要交叉或跷"二郎腿"，保持双脚与肩同宽，脚趾伸向正前方。

每次工作超过半小时或者40分钟，应该休息一下，锻炼1～2分钟，可以采用本节后面推荐的动作锻炼。

2. 深部按摩

寻找颈部及肩部疼痛的敏感点，进行深部按揉，缓解局部疲劳，促进血液循环。

我向上文提到的老人及其家人讲解了姿势不正与腰椎间盘突出的关系及其对身体的危害。因为他的病情比较重，需要长期的运动康复练习并配合每天按摩腰部、臀部和大腿肌肉才能矫正。在为老人改变坐姿的过程中——双脚与肩同宽、双脚伸向前方、身体坐直（避免驼背及头部过度前倾），他说明显感觉到了腰背部肌肉的牵拉，勉勉强强地算是做到了位。我又教会他儿子全套的练习方案，叮嘱他回家后每日教老人做这些动作，刚开始动作做不到位也没关系，一点点循序渐进，切不可勉强。并教他每天为老人按摩痛点

10次左右，每次1分钟。

因为患者没来复诊，我把这个事儿渐渐忘了。大概过了半年多，有一天门诊来了一个小伙子，正是老人的儿子，说是到北京出差正好来我这儿看看。他说回去后每日为父亲按摩及教他进行动作练习。眼见着父亲一天比一天好，不但记住了动作而且每个动作都可以做得标准。老人现在不但腰不疼了，腿脚也更利落，这段日子琢磨着要报名夕阳红旅行团去旅游。在跟父亲练了一段时间动作练习后，他自己也觉得腰背十分舒服，现在他们全家都开始练这套动作……

听到这里，我心里特别高兴。说实话，从创收的角度来说，把疗法教给病人，让他们在家自己治疗，这对医院、科室都是个损失。我也眼见着很多医院为了创收，砍掉了一些疗效不错但是不怎么赚钱的医疗项目。但说到底，医生的天职是治病救人，不是赚钱，所以即便不创收，我也会把这个疗效经过验证的3A姿势疗法推广下去！

表5-4　蓝领3A疗法日常练习方案

动作名称	练习方法	时间(分钟)	重复次数
手臂环绕式	直立吸气，双脚与肩同宽，呼气，手臂与地面水平伸直，拇指垂直于四指，四指屈曲；再次吸气，以肩关节为中心点，带动上臂和前臂，延展到双手，呼气，从前向后划圈30次；再次吸气，延展脊柱，再次呼吸，向相反方向划圈30次。	不限	30
肘部开合式	吸气，延展脊柱，呼气，双手掌关节屈曲，拇指向下方指向肩关节，放在太阳穴上。再次吸气，双肘靠拢；呼气，打开肘部。每个动作做30次。	不限	30
摩天式	吸气，延展脊柱，双脚与肩同宽，呼气，双手十指交叉，缓慢向头顶延展，眼睛目视双手，保持1分钟。	1	1
辅具直角式	将辅具放于桌面，双手放在辅具上，双脚向后，调整身体，双腿与躯干呈90度，双脚打开，与肩同宽。吸气，延展脊背，呼气，腰部向下，保持1分钟。	1	1

第五节　教师的姿势保健

易患人群

　　教师，尤其是女教师。

症状

　　1.经常落枕、颈肩部、背部疼痛，或伴有手指酸麻胀痛；

　　2.腰酸背痛，伴有腿部疼痛，经常闪腰；

　　3.膝关节疼痛、足跟痛。

符合易患人群中的一项及症状中的一项即表明需要进行3A姿势保健。

　　刚刚吐槽完教育制度，马上就说到我们敬爱的人类灵魂工程师。由于教师的职业特点，长时间站立加上繁重的工作导致这个群体不但机体负担重而且普遍缺乏运动。因此，职业对于他们的身体是一个巨大的挑战。一项针对重点中学教师健康状况的调查显示，颈椎和腰椎有问题的教师占90.6%。几乎所有的调查都表明，教师的健康状况不容乐观。

　　周老师，女性，45岁，某重点中学初中老师，国家一级教师，曾经多次获得北京市奖励。周老师长期以来自觉颈肩部疼痛和腰部隐隐作痛，却一直没太在意，但这半年疼痛逐渐加重，已经开始影响她的工作和生活。只要站立时间稍长，她就感觉后腰痛难忍。到医院检查，拍了腰椎X线片并做了颈椎MRI检查，显示腰椎多处椎间盘突出。由于工作的原因，她只能利用下班后的时间做按摩，贴膏药，每日带腰围等，但不见效果。经朋友介绍来我这儿就诊。

教师常见的姿势异常

1. 骨盆倾斜

　　教师在工作中需要经常写板书、身体经常处于旋转状态，同时经常挥动单侧手臂，这几个经常性的动作，导致教师的肩膀与骨盆经常处于倾斜状态，而这种倾斜状态，给颈肩部肌肉、腰椎及膝关节带来了不均匀负重的问题，为这些位置的疼痛埋下了隐患。

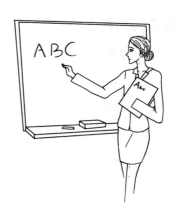

2. 骨盆前倾

教师中女教师居多，她们腹部肌肉力量相对较弱，加上腰部肌肉力量也弱的解剖学特点，长期站立使骨盆前倾非常多见，这些也是教师腰痛病多发的主要原因。

3. 头部前倾

教师，尤其是中小学教师需要长时间备课，使用电脑时间很长，易出现头部前伸，有些老师从年轻时颈椎就不好，与此关系密切。

针对教师的3A姿势诊断

　　3A姿势诊断中与教师姿势健康相关的一项或者多项，结合症状诊断中的项目，就能明确诊断教师的姿势异常。

　　教师的3A姿势评估重点在于头部位置、骨盆。

　　冠状轴：身体躯干有旋转，身体左右侧不在一个冠状面上，身体左侧或者右侧向前旋转。双侧肩膀向前突出；骨盆旋转。

　　水平轴：两侧肩膀不一样高；两侧骨盆不一样高。

　　矢状轴：头部前伸；骨盆前倾。

教师姿势健康中最主要的因素是骨盆倾斜与骨盆前倾、头部前伸，长期的姿势不正及站立对于颈椎、腰椎的影响巨大，如果没有注意到姿势性损害的影响，没有及时纠正，慢性劳损将导致颈椎病、腰椎间盘突出等很多疾病。

偶尔的姿势不正不会对身体造成很大的伤害，但是持续的姿势异常，头部前伸、驼背将对颈肩部、后背部、腰部的肌肉和椎间盘等组织产生影响。这些组织的劳损、无菌性炎症或者椎间盘突出会引起疼痛，导致教师颈椎病、腰椎间盘突出的高发。我们提醒所有教师，要注意全身整体姿势的调整与保健，只有这样才能回复到自然、放松的健康姿势，从根本上解决困扰教师的颈肩痛、腰痛等难题。

3A姿势治疗

1. 姿势矫正

在坐立时，身体要挺直，上身不要倾斜，头部不要前伸；双腿不要交叉，不要跷"二郎腿"，保持双脚与肩同宽，脚趾伸向正前方。每次工作超过半小时或者40分钟，应该休息一下，锻炼1～2分钟，可以采用本节后面推荐的动作锻炼。

2. 深部按摩

寻找颈部及肩部疼痛的敏感点，进行深部按揉，缓解局部疲劳，促进血液循环。

前面说到的周老师的3A姿势评估显示她的头部向前伸，超过肩耳线2厘米，骨盆前倾，骨盆倾斜，双脚不规则"外八"字。头部向左侧偏斜。在双侧肩部、腰部及臀部可触及多个触痛点及结节，肌肉紧张僵硬。周老师的姿势不正与每日工作时长时间站立及平时运动过少有极大关系。

既然病人的病痛源自姿势不良及长期缺乏运动，矫治也须通过调整姿势，设计合理的运动动作，以改善肌肉情况并解除疼痛。我建议周老师进行系统的坐姿调整。这样首先减轻在办公室批改作业时不正确姿势对颈肩部、后背部、腰部的肌肉和椎间盘等组织产生的牵拉。其次就是坚持每天练习整套动作两次。

2周后，周老师来复诊，她的腰痛已经减轻很多，颈肩部不适也有好转。我叮嘱她继续坚持坐姿调整及动作练习，并建议她在业余时间练习瑜伽。后来据朋友说她不但通过每日坚持动作练习治好了自己的腰痛，还要求全班学生规范坐姿，得到家长的一致好评。

都说教师是人类灵魂的工程师，如果他们的身体都不健康、每日受着病痛的折磨，即使能坚持工作，又怎么能给人类建筑一个个健康的灵魂呢？所以，我觉得全社会都要更加关注教师这个群体。

在此，向给予我本人帮助、教导的老师、导师致敬！

表5-5 教师日常3A疗法练习方案

动作名称	练习方法	时间(分钟)	重复次数
坐位肩部挤压式	坐直，双膝打开，与肩同宽，双脚水平，趾尖向前，骶尾骨内卷，腰部向前，身体直立。吸气，延展脊柱，呼气，双侧肩胛骨向内侧合拢。	不限	40
坐位摩天式	坐直，双膝打开，与肩同宽，双脚水平，趾尖向前，骶尾骨内卷，腰部向前，身体直立。吸气，延展脊柱，呼气，双手交叉合拢，手臂伸直，向上举过头顶。目视手掌。保持此姿势1分钟。	1	1
坐位膝挤压式	端坐于椅子前1/3处，双脚打开一拳之距离，双膝夹模具。吸气，延展脊背，呼气，提足跟；再次吸气，延展脊柱，腰部向前推送，呼气，双膝做夹枕动作，重复做60次。	不限	60

第六节　医生的姿势保健

易患人群

医生，尤其是手术科室医生、口腔科医生及长期固定姿势工作的医务工作者。

症状

1.经常落枕，颈肩部、背部疼痛，手臂麻木疼痛；

2.腰痛、伴腿疼痛及麻木的人；

3.膝盖痛、足跟痛。

符合易患人群中的一项及症状中的一项即表明需要进行3A姿势保健。

同教师一样，我的职业——医生也是高强度、高压力的职业。在中国医生职业状况调查中，多达98%的医生存在心理压力。很多手术科室的医生除了心理压力大以外，还深受颈椎病、腰椎间盘突出等慢性疼痛的困扰。

我的一位朋友，是某三甲医院产科主任，48岁。5年来经常落枕，颈部酸痛，每次为病人做完手术后，她就感觉颈肩部酸痛无比。近两年来出现了一个新的问题，就是做手术时出现低头眩晕。现在她已经不敢做手术，而且每晚睡前都要进行颈肩部的按摩，否则很难入睡。颈椎的MRI显示第三～第四、第四～第五、第五～第六颈椎椎间盘突出，颈椎生理曲度变直。由于症状经常反复，且担心手术风险，经同事介绍来就我门诊。

医生每天工作时间长，压力大，运动时间少，生活不规律。在工作中，尤其是做外科手术和其他技术操作中，医生需要长时间保持一个或多个固定而特殊的姿势，再加上精神高度集中，全身处于高度紧张状态，一旦手术结束、精神放松下来时，腰酸背痛就找上门来。

医生常见的姿势异常

1.头部前伸

很多医生都有头部前伸和驼背的问题。因为重力的作用，人体头部更易于向前倾斜；很多时候医生为了看清疾病的状况、进行一些手术操作或者听诊时不自觉地采取身体前倾的动作，头部自然而然就跟着前伸。头部前伸，使头颈部肌肉不平衡，有些肌肉被拉伸、有些肌肉缩短。肌肉长期劳损将导致颈肩部酸痛、偏头痛、胸闷，或者出现视物模糊的现象。

2. 圆肩

外科医生或口腔科医生在各项操作中，习惯于肩部向前伸。随着现代外科技术的发展，外科手术显微镜、内窥镜等多种仪器应用于临床，更加重了医生身体前倾的状况。长时间持续的身体前倾，医生们的双侧肩关节位置向前，易导致圆肩。圆肩是形成颈肩部肌肉劳损的第二个常见的姿势异常。发生圆肩时肩部肌肉，尤其是肩胛骨周围肌肉被拉伸，时间一长，肌肉就将产生损伤性改变，表现为肩膀局部的酸痛。

3. 骨盆倾斜或者旋转

头部前伸及圆肩，再加上工作时身体的扭转，许多医生存在着骨盆倾斜或脊柱侧弯。骨盆旋转和两条腿长度不一致，影响脊柱的稳定，导致椎间盘突出，严重者影响肝脏、肾脏、子宫、前列腺的功能。

医生的姿势健康问题，使用3A姿势评估体系可以对身体的姿势异常情况做系统评估，然后进行针对性的矫正练习，达到调理健康、防病治病的目的。

针对医生的3A姿势诊断

3A姿势诊断中与医生姿势健康相关的一项或者多项，结合症状中的项目，就能明确诊断医生的姿势异常。

医生的3A姿势评估重点部位在于头部、肩膀与骨盆。

冠状轴：身体躯干有旋转，身体左右侧不在一个冠状面上，身体左侧或者右侧向前旋转。双侧肩膀向前突出；骨盆旋转。

水平轴：两侧肩膀不一样高；两侧骨盆不一样高。

矢状轴：头部前伸；骨盆前倾。

医生的姿势健康中，最主要的是因特有的工作方式导致的头部前倾、圆肩，以及骨盆旋转引起的肌肉、骨骼、关节与脊柱的问题。除了采用对症局部治疗手段之外，要注意全身整体姿势的调整与保健，只有这样才能回复到自然、放松的健康姿势，从根本解决困扰医生的颈肩痛、腰痛等难题。

3A姿势治疗

1. 姿势矫正

在坐立时，身体要挺直，上身不要倾斜，头部不要前伸；双腿不要交叉或跷"二郎腿"，保持双脚与肩同宽，脚趾伸向正前方。尤其是在进行显微手术时，坐姿更为重要。

每次需要做重复动作半小时或者工作时间超过半小时就应该休息一下，锻炼1～2分钟，并进行3A姿势治疗。

2. 深部按摩

寻找颈部及肩部疼痛的敏感点，进行深部按揉，缓解局部疲劳，促进血液循环。

我采用3A姿势评估发现前面讲到的这位主任的头部向前伸，超过肩耳线3厘米，轻度圆肩与驼背，骨盆前倾。在双侧肩部可触及多个触痛点，肌肉紧张僵硬，没有结节。

因为是同行，我和她说完姿势的异常之后，她就意识到了问题的严重性。我和她讲颈肩痛和低头眩晕与这些姿势异常有明确的关系，需要立即进行姿势矫正练习，每天坚持每次30分钟，同时自我按摩颈肩部肌肉痛点以缓解症状。

在门诊第一次练习后，王主任自觉恶心及眩晕加重。我叮嘱她这是正常反应，随着练习的进行恶心和眩晕会逐渐消失。

在坚持练习1个月后来，她来门诊复查，她说颈肩部疼痛已经明显减轻了，低头时眩晕的情况最近也较少出现。

据不完全统计，医生的平均寿命较其他职业的短。因此要加强对于医生自身健康的关注，保持医生姿势正确，为健康奠定坚实的基础。

表5-6　医生3A疗法日常练习方案

动作名称	练习方法	时间(分钟)	重复次数
幻椅式	找一墙面，双脚打开与肩同宽，足跟与墙距离一大腿长度。吸气，延展脊柱，呼气，双手缓缓放于墙面，身体背部靠墙，缓缓向下，大小腿呈直角，大腿与躯干成直角，保持2分钟。	2	1
手臂环绕式	直立吸气，双脚与肩同宽，呼气，手臂与地面水平伸直，拇指垂直于四指，四指屈曲；再次吸气，以肩关节为中心点，带动上臂和前臂，延展到双手，呼气，从前向后划圈30次；再次吸气，延展脊柱，再次呼吸，向相反方向划圈30次。	不限	30
坐位摩天式	坐在椅子上，脚指向前，腰部呈弓形旋转向前。交叉手指，臂上举超过头顶，向天花板，手掌向上。向上看，不要弯曲手臂。	1	1
辅具直角式	将辅具放于桌面，双手放在辅具上，双脚向后，调整身体，双腿与躯干呈直角，双脚打开，与肩同宽。吸气，延展脊背，呼气，腰部向下，保持1分钟。	1	1

第六章

日常生活中的各种正确姿势

现在，我们对姿势与健康息息相关这件事已经深信不疑。那么，与我们关系最密切的姿势是哪些呢？就像本书前面讲过的，古人对姿势的描述有"站如松，坐如钟，卧如弓，行如风"。可是，在前几章里，我们更多关心的是身体局部的姿势，虽然我们也曾"头痛医背，手痛医腿"，却没有专门说过坐、卧、行走这几个最基本也是最整体化的姿势。现在，我们就来说说这几个姿势。

你也许会不屑：这也用说？没有人不会。

是的，坐、卧、行走，是每个人必须掌握的本领，但我还是希望你耐心读下去，因为，这几个姿势和健康的关系太密切了。你最后会发现，有些人连呼吸都存在着问题，有些人睡了一夜比不睡还累，有的人总是抱怨经常崴脚……

所以，你需要详读下面几个小节的内容，看看我们是否需要重新学习坐、卧、行走，甚至重新学喘气儿……

第一节 恢复健康的呼吸练习

孙同学是一名初中一年级的学生，正坐在电脑前面打游戏，随着游戏内容的变换，孙同学时而屏住呼吸，时而深吸一口气，在计算机前一坐就是2个小时。妈妈要求小孙马上停下来，到屋外去活动一下。妈妈看着小孙站起来走出房间，嘴里唠叨着：看看，这么长时间坐在电脑前面不活动，小小年纪就弯着腰、驼着背，多难看啊！

现在，像小孙这种姿势不正的孩子比比皆是。很多人没有意识到，孩子的姿势不正除了与长时间玩游戏有关外，还与不正确的呼吸方式有关。

以成年人每分钟平均呼吸15次计算，每天我们要做21 600次呼吸运动，每一次呼吸运动都与全身姿势有关。正确的呼吸运动，保障了身体有充足的氧气供应，也是姿势健康的重要基础。下面我们就了解一下什么才是正确的呼吸运动及呼吸运动训练方法。

了解呼吸运动

良好的呼吸习惯或者不良的呼吸习惯都会影响身体的每一方面，从我们的大脑功能、意识状态，直到消化功能。呼吸运动与我们的姿势和运动方式息息相关，对人体姿态、健康状况、精神状态、应激反应等影响巨大。

我们先做一个小测验了解一下呼吸运动的方式。

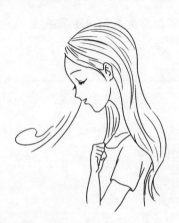

舒适地坐在椅子上，一只手放在胸部，另一只手放在上腹部、肋骨下方。深吸一口气，体会一下是从口腔吸气多还是从鼻孔吸气多？是放在胸部的手还是腹部的手活动度大？呼吸是否有间歇期，是在吸气末停顿还是呼气末停顿，还是在二者中间？是吸气时用力还是在呼气时用力？如果吸气用力，肩膀、颈部、胸部和腹部肌肉是否是一起运动的呢？

　　现在，休息一会儿，再站起来走一会，看一看在走路的时候，是用腹部还是胸部呼吸？是用口腔还是鼻腔呼吸？

呼吸运动的机制

　　鼻腔、喉咙、气管与肺脏对呼吸的感觉最明显，有些人可能会感到呼吸就像在人体躯干内拉风箱一样。随着呼吸肌收缩，胸廓扩大，肺脏被拉开。这就形成了一个空腔，空气被拉到空腔里面。随着呼吸运动的结束，肌肉回

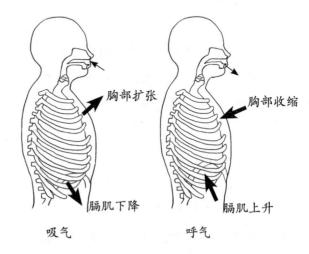

图6-1-1　呼吸运动时膈肌和胸廓的运动机制

位，膈肌升高，气体被呼出体外。站立时，呼出肺内气体还需要腹部肌肉向内凹陷（图6-1-1）。

　　在任何环境及身体各种姿势下，人都要呼吸。因此，人体需要各种不同的呼吸方式。在高海拔地区或者激动、焦虑、大怒、悲伤、高兴等不同情境下，我们的呼吸方式都是不同的。我们身体的骨骼、肌肉和筋膜必须适应身体对于空气的需求。需求越强烈，身体就要动用越多的辅助呼吸肌肉参与呼吸动作，使胸廓扩张与加深。这些肌肉包括胸部、肩部、腹部肌肉和颈部的肌肉。

　　没有唯一正确的呼吸方式，很多呼吸方式都是腹式呼吸与胸式呼吸的不同方式的组合，但是基本的呼吸运动都需要膈肌参与。

　　膈肌为向上膨隆呈穹隆形的扁薄阔肌，位于胸腔和腹腔之间，成为胸腔的底和腹腔的顶。膈为主要的呼吸肌，收缩时，膈穹窿下降，胸腔容积扩大，以助吸气；松弛时膈穹窿上升恢复原位，胸腔容积减少，以助呼气。在

休息时，膈肌运动是将腹部推向前方，腹式呼吸在人体静止或者活动不剧烈时，是主要的呼吸方式。这种情况下，膈肌运动占了70%～80%呼吸运动的工作量。

后背部支持了呼吸

除了参与主要的呼吸运动，膈肌对人体姿势也有明显的影响。膈肌的腰部通过两个膈脚的坚硬肌肉纤维连接于脊柱上。膈脚的良好功能是健康呼吸、良好姿势及应对应激的基本保障。在人用力排便时，需要收缩腹部，后背肌肉紧张，此时可明显感觉到脊柱前方膈脚的紧张。有的人在抬东西时屏住呼吸用力，也是这种情景。这时，膈肌以上的胸廓呼吸运动被迫加强。这是一种错误的使用膈肌方式。

在呼吸时，膈肌及颈部的斜角肌收缩可以帮助吸气，但同时将脊柱拉向前方。为了抵抗这种趋向，背部肌肉也参与到吸气动作里。所以，脊柱在吸气时有轻微向后拉伸的动作，在呼气时脊柱又放松到自然直立的位置。这种动作将导致轻轻的脊柱关节运动，促进椎间盘内液体的流动，保持其健康状态。脊柱伸展同样能够使椎间隙扩大，有助于胸廓的上提。

如果脊柱因慢性疼痛而变得僵硬，呼吸肌需要费更多的力来提升胸廓，开放胸腔。学习良好的呼吸习惯，更有效率的使用呼吸肌肉，能够降低脊柱的张力，放松脊柱。

当人体因运动或情绪波动需要更多新鲜空气时，腹部肌肉会参与到呼吸动作中以辅助呼吸，主要是腹横肌。在我们站立时轻轻咳嗽，便感受到的腹部肌肉（腹横肌）收缩。

鼻腔呼吸

鼻腔是一台空气调节器。鼻腔内有海绵状的骨头，每一次气流通过时，鼻腔的黏膜可为空气加湿，同时对空气形成特定的阻力以利呼吸。

我们来做一个小测试，感受一下鼻腔呼吸和口腔呼吸的不同。

分别用鼻腔和口腔做一个中等幅度的呼吸动作，感受一下两者的不同。

在通常情况下，您会感觉到鼻腔呼吸时，膈肌下降、空气进入肺脏底部；而用口腔呼吸时，空气主要进入肺脏的上部。所以鼻腔呼吸更有利于气体交换，也是一种更加健康的呼吸方式。口腔呼吸多半是在身体氧气需要量大，紧急的情况下。口腔呼吸有时还需要肩膀肌肉和斜角肌的辅助。

鼻腔呼吸时空气阻力增加，吸气时间更长。这样形成的压力更有利于空气在肺脏的交换。鼻腔呼吸可降低心率、放松肌肉、降低身体的紧张反应。

鼻腔呼吸能够改善人体姿势。有了腹部的正确支撑，通过鼻腔呼吸能够扩张胸廓的下部，使躯干伸展，降低脊柱下半部分的压力。

习惯于使用口腔呼吸的人，多半有鼻腔黏膜充血，可以通过类似于瑜伽的动作，也可以用双侧鼻腔冲洗来减轻鼻腔黏膜充血。

恢复健康的呼吸方式

恢复健康的呼吸方式是一个长期的过程，一般人每天练习2次，每次5分钟，需要3～6个月才能建立正确的呼吸方式。

正确的呼吸方式取决于你的状态。在平卧时，腹部呼吸是正常的。在紧张状态下，胸式呼吸可能是最佳的选择。如果在奔跑中，需要腹式呼吸与胸式呼吸的结合。在正常情况下，比如坐着工作、走路等情况下，呼吸应该是缓慢、平稳和频率一致的，呼吸的动作是一个中等幅度的运动。

专家建议在静止状态下，每分钟呼吸频率在10～14次/分。男性较女性呼吸频率要低些。以每分钟12次呼吸为例，吸气2秒钟，呼气3秒钟，间隔1秒钟。在最初的呼吸练习中，重点不在于严格按照这种比例做，而是感受这种比例的分配。呼气较吸气时间长，有一个小的间歇。

在呼吸运动中，首先感受吸气时身体打开、呼气时身体缩小的感觉，并感受吸气与呼气时手臂、胳膊、手指、颈部、大腿与踝关节的变化。

平躺状态下呼吸练习

1. 姿势

平躺，在上半身躯干下面垫一个薄垫子、颈椎下面轻轻垫起来，这有利于呼吸时空气的进出。同时要松开腰带，放松腹部和腰部。

2. 吸气练习

吸气时，想象自己处在芬芳的鲜花中，感受芳香带给您的快乐。通过鼻孔吸气，想象芳香随着气流进入到身体内，吸入的空气量中等就好。在吸气过程中，感受鼻腔的扩大，从前到后。

3. 呼气练习

通过鼻腔呼气，感受在呼气时身体重量的变化。在呼气过程中，选择身体的一个部分，比如踝关节、骨盆、手指、肘部、眼睛、下颌、小肠甚至肝脏，感受这些身体部位在呼气时的下降，更加靠向地面，感受身体重量的下降。从一点开始，逐渐扩展到身体的全部。

有些人掌握不好呼气的时间，可以在呼气时想象说"啊……"的音，延长呼气的时间。

4. 呼吸运动练习

在掌握吸气动作和呼气动作要点后，将其运用于一个完整呼吸中。吸气时打开身体，接受外面的空气；呼气时感受身体的放松。记住吸气动作不要过深，中等程度吸气就可以了。记住胸廓是前后左右全方位运动的。

坐位状态下呼吸练习

掌握了平躺状态下的呼吸运动方式，就可以在坐位练习呼吸运动了。

坐位，保持骨盆放松，腰椎呈向前的生理弯曲。手臂放在胸廓的后面，双肩打开。

吸气时打开身体，毫不费力的吸气；呼气时意识到身体的支撑位置，从地面到椅子。意识到身体重量的减轻，但不要使脊柱和胸腔下陷。用缓慢、稳定的方式呼吸。

健康的呼吸方式有助于姿势的优美。这种呼吸运动练习方法有助您建立良好的感觉。在良好的呼吸位置下，您能够感受到打开胸腔、锁骨扩展，肩膀放松、臀部肌肉放松使骨盆更加宽阔，下颌及喉咙放松的美好感觉。每次呼气，感受身体重量变化带来的欣喜。

　　用耐心和细心进行呼吸运动练习，您将会发现自己在站立时更高了，双脚更有力的站在地面了。良好的呼吸运动使我们走路更有力和更优美了。良好的呼吸运动还使胸廓抬高，更好的支撑肩膀和头部，肩膀张力的降低有助于臂膀的自由运动，这种放松的臂膀运动利于髋关节与腿部的运动。

　　认真、持续呼吸运动的练习，周围朋友会发现你已经耳目一新了！你也不再会羡慕别人身姿挺拔，更不会有驼背、弯腰感。更顺畅的呼吸还会让你神清气爽，整个人都变得更加积极向上！

第二节　学会正确的走路方式

　　每一个人走路的姿势都不相同，我们从一个人走路的背影就可以识别出这个人是谁。走路姿势已经成为一个人的形体特征。走路就是静态的姿势在运动中的最好体现，双脚接触地面获取的信息，对于正确姿势的形成关系重大。非洲的祖鲁人习惯于光脚走路，祖鲁人走路姿势也是全世界少有的优美走路方式。与我们相比，祖鲁人的双脚更好地感受与传递了人体与地面信息的交换！有些人抱怨走路时经常崴脚，不愿意走山路，爬山后双脚酸痛等等。这些与不正确的走路方式有关。越早穿上鞋子，就越早剥夺了像祖鲁人一样的优美姿态的权利。

了解走路方式

　　走路可以看成是静态的姿势在运动中的体现，因为重力的作用，人的身体有倒向地面的倾向，保持直立需要身体肌肉的收缩来对抗重力。我们先做个双足稳定性和负重测试：

　　站直，双脚指向正前方，与肩同宽。先抬起左脚，感受身体重量全部落在右脚时，身体重量在足底的分布、小腿肌肉收缩、身体稳定性3个方面；

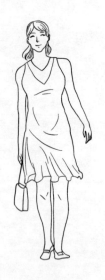

然后放下左脚，抬起右脚，同样观察身体重量在足底的分布、小腿肌肉收缩、身体稳定性3个方面。

大多数人做完测试后，都会明显感受到单脚负重，尤其是用左脚负重时，身体重量不能均匀分布，小腿肌肉明显收缩，身体不稳定。这就表明了双脚负重不平衡，右脚负重为主。多数情况下身体的重量主要在身体右侧。

正常情况下，人体双脚因为足弓的存在，重量分布于双脚足跟的内侧、外侧、大蹈趾、小趾下面及足底外侧缘。美国学者在20世纪40年代做过测试，人在连续行走时，每隔15分钟左右，足底的主要负重点就会进行自我调整，如果脚有结构上的问题，比如扁平足、高弓足、八字脚等，自我调整能力下降，足部有些区域长期、连续负重，会导致足部肌肉酸痛、经常长鸡眼、形成胼胝及踇外翻。

走路的启动

观察我们在站立或者坐着时如何起身走路，会发现有两种情况：一种是站起来直接迈出一只脚，开始走路；另外一种情况是站起来以后看看地面和周围环境，然后才开始迈步。这是走路启动时的两种常见方式：重力导向式和空间定向式。后一种情况的人，不适合走夜路。

两种走路的启动方式各有优缺点。重力导向式使身体与地面有很好的契合，身体更加稳定；空间定向式的人能够更好地感受人体与周围环境的关系，更好地避开可能对人体产生伤害的因素。

走路的运动机制

人体肌肉发挥作用的基础是要有一定程度的拉伸。试着将肘部屈曲，你会感觉到肱二头肌的收缩，伸直手臂时屈曲肘部，肱二头肌的力量很大，如果只将肘部屈曲20度，肱二头肌收缩的力量就明显减弱。

了解了肌肉拉伸时的用力情况，我们再来看走路时肌肉的动作：

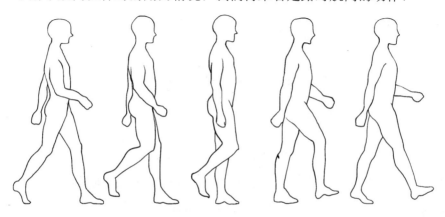

在行走中，步态周期可以分为支撑期和摆动期。一只脚抬离地面，另一脚负重，抬起的脚以足跟位置着地，身体重量就转移到该侧，之后脚掌、脚趾受力，另一脚抬起。到最先抬起的脚足趾蹬离地面时，才算完成一步。在这个过程中，身体有前后方向及左右方向的摆动，主要是因为人体重心变化的缘故。行走时关键因素在于理解髋关节的特征。这个球形的髋关节，是人体最大的关节，行走时大腿的前后摆动，需要髋关节前后屈伸的良好功能。在站立测试中，双脚负重感觉不一样就与髋关节有关系。

人体是一个整体，要想获得一个优美的走路姿势，需要脚、小腿、大腿、骨盆和全身肌肉的良好配合，尤其是腰大肌要有一个适宜的拉伸程度。腰大肌位于腹部的深部、腰椎的前方，从膈肌起源，在肾脏和小肠后面走形，穿过骨盆，附着到大腿骨的上端。腰大肌将双侧大腿连接到人体躯干，并且是唯一一对连接大腿与腰椎的肌肉（图6-2-1）。正常行走时腰大肌的运动是使髋关节屈曲，大腿会向前摆动。两侧的腰大肌以串联方式运动，一侧收缩，将膝盖抬向前方，另一侧放松，准备下一个步行周期。

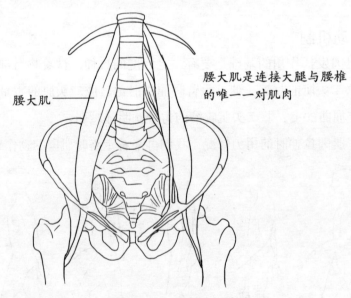

腰大肌

腰大肌是连接大腿与腰椎
的唯一一对肌肉

图6-2-1　腰大肌位置图

一个人如果骨盆张力大、胸廓紧小时，呼吸运动会受限制；躯干活动度下降时，腰大肌将短缩。这将影响到腰大肌的运动功能。

恢复正确走路方式的动作练习

1. 腰大肌功能的训练

采用双侧膝盖、小腿与双手臂负重；首先举起左手，抬起右腿到髋关节水平面，保持10秒钟；然后做另一侧，不要让骨盆偏斜（图6-2-2）。

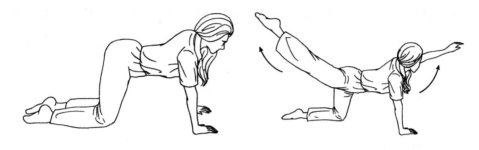

图6-2-2　腰大肌功能训练

2. 站立骨盆平衡训练

双脚与肩同宽站立，双脚指向正前方。将身体重量均衡分布在双脚上。将骶尾骨想象成一只画笔。先做水平方向的顺时针方向划圈运动20次。运动时保持臀部肌肉放松，进行整体的骨盆运动。然后改为逆时针方向，再做20次。

然后做前后方向的顺时针和逆时针的划圈运动。

在最初动作练习中，很多人能够明显感受到一侧臀部或者腰部肌肉紧张，通过一段时间的练习，两侧骨盆周围肌肉的平衡感就会建立起来。

3. 坐位骨盆平衡训练

坐在椅子上，双脚与肩同宽，伸向前方。双侧小腿与大腿呈直角，将一侧小腿向前伸出。保持躯干不动，骨盆做前后方向的运动；将伸出的小腿收回到原来位置，伸出另一条小腿，重复同样的动作。

在最初练习中，能够感受到臀部和腰部肌肉在某一条腿伸出时处于痉挛或者短缩状态。通过练习，很快能够建立骨盆的平衡感。

恢复正确走路方式的步态练习

1. 足部负重感觉练习

双足与肩同宽站立，双脚指向前方。将身体向前后晃动，感受身体重量在足底不同位置的分布，重点练习脚掌中心负重；然后将身体向左右晃动，同样感受身体重量在足底不同位置的分布。

练习4分钟后，以双侧脚掌中心负重，以胸式呼吸为主，将胸廓整体向外扩张，拉伸腰大肌，感受躯干整体被拉伸的感觉。

一步练习：双脚与肩同宽站立，抬起右脚，要求身体重量均匀分布在左脚底部5个负重区域，小腿肌肉处于平衡状态，保持5～10秒钟。抬起左脚，重复动作。

一步练习加胸部旋转：在做一步练习的同时，抬起右脚，胸廓向右侧后方略微旋转几度，身体重量会更加均匀分布在脚底。

2. 走路练习

双脚与肩同宽站立，以右脚脚掌前端蹬离地面，胸廓向右后方略旋转，左臂向前摆动，身体重心向前移动，右脚脚跟整体放在地面，重力向前转到脚掌中心。左脚同样方式抬起，胸部向左后方旋转，摆动右臂向前。同样方式完成一个步态周期。

练习时身体重量能够均匀分布在双脚后，开始进行走路练习。走路时，要双脚均匀负重，与肩同宽，双脚指向正前方。

走路姿势的优美，不仅仅是为了好看，它可是与健康息息相关的！经过一段时间的练习，你也同样可以拥有祖鲁人一样优美的走路姿态，更重要的是，原来困扰你的那些足部疾病已经离你远去。

第三节　正确的坐姿

人们每天除了躺在床上，坐着的时间是最长的了。现代化的生活与办公环境，要求人们长时间坐着。人们每天静坐的平均时间长达6～8小时，坐姿对健康的影响变得越来越明显。

良好的坐姿需要身体肌肉、骨骼与脊柱功能的平衡，同时对于桌椅及相关的设施也有相应的要求。许多发达国家要求办公桌椅需要符合人体工程学，减少在坐位情况下的身体重力负荷。

不良的坐姿或者使用了不符合人体工程学的办公桌椅，会导致人体肌肉、骨骼的一系列问题，包括肩胛带下垂、脊柱呈C形弯曲、竖直高背椅子导致腰椎后凸。这些姿势异常，对于肌肉、骨骼、关节与脊柱带来很大的压力，是导致办公室白领颈椎病、腰椎间盘突出高发的主要原因。

了解坐姿

坐立时的稳定与放松是正确坐姿的关键。坐下时，臀部由椅子支撑，脊柱自然地保持直立和平衡，挺胸收腹，头部不要前伸，使其位于颈部正上方，这样头、躯干的重量通过脊柱传导至椅面。大腿与小腿呈大约90度角，两脚平放在地面，使腿部重量传导到地面。这样的坐姿使颈肩、背部及腰部的肌肉充分放松，关节间的角度打开后也能得到放松。同时，胸廓和膈肌的运动协调，呼吸顺畅自然，内脏保持在正常位置，不受压迫和牵拉。

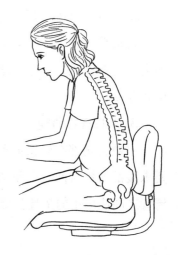

正确的坐姿可以使颈椎生理前曲，腰背部受力均匀，从而很好地对抗了地球的重力，是一种符合人体工程学的姿态，久坐也不致引起颈、肩、腰骶部肌肉和关节疲劳。

有些人习惯身体前屈，认为这样可以让腰背部充分靠在椅背，双腿交叉或跷"二郎腿"，看起来很放松也很悠闲。但是，仔细体会一下这种坐姿，会发现此时的躯体并不平衡："二郎腿"看起来放松，却使得一侧腰骶和腿部肌肉收缩，如果习惯于每次都是某条腿在上，另一腿在下的话，定会导致一侧肌肉疲劳。腰背部后倾使脊椎的生理弯曲改变，过度拉伸背部的肌肉，加之代偿性头部前伸、胸腹内陷使呼吸受限且内脏移位，腰部和背部的疲劳和呼吸过度费力，也易引起呼吸习惯改变和腰椎损伤、驼背、头部前伸等一系列问题。

还有一点，无论你的坐姿是否正确，你的身体都需要在久坐之后改变一下姿势。正确的做法是减少坐着的时间。与坐姿对健康的影响一样，长时间坐着同样也对健康产生影响。所以，劝告人们尽可能多地从椅子上站起来：走到邻桌而不是伸长胳膊去够文件，站起来和身边的同事谈一件本可以转身就说的工作，去隔壁办公室找同事而不是电话或者QQ里说……

健康的坐姿对姿势的要求

1. 确保髋关节与膝关节的正确位置

坐在椅子上，良好的姿势首先需要下肢有正确的位置。膝关节与髋关节应呈直角，小腿与大腿、大腿与躯干互相垂直。双脚应能够平放在地面上，有稳定的支撑，确保关节呈直角位置。如果双脚不能平放在地面，需要借助一个脚垫让双脚有支撑。

2. 臀部均衡负重

坐姿下，身体重量从骨盆转到了椅子上。骨盆底部称为坐骨。正确的坐姿，要求臀部和坐骨均匀承受身体的重量。如果坐骨前部负重，后背部弓形加大，后背部肌肉紧张痉挛；如果后部负重，身体向下滑，易引起疼痛、腰椎间盘突出。

3. 保持脊柱曲线

多数人腰部有轻微向前突出的曲线，称为脊柱生理曲线。良好的坐姿，要求腰部与椅背间有一拳的空间，正好与腰椎的曲线相适应。可以在后背和椅背之间使用小的垫枕，维持腰部的生理曲线。

4. 深呼吸

膈肌是最重要的呼吸肌，吸气时，膈肌下降，肺部扩张，腹腔压力也同时增加，这有助于直立姿势。腹式呼吸有助于腹部肌肉的功能。深呼吸可充分调动相关肌群，将空气吸入体内。

5. 检查肩膀的位置

观察外耳道是否在肩膀的上方，肩部肌肉是否感觉酸痛。很多人有不自觉的肩部紧张，学会放松和活动肩膀、放低肩胛骨有助于头部和颈部的支撑。如果肩带在骨盆前方，应将躯干向后拉，让肩膀与骨盆在一条垂线上。

将头部向后拉：要记住头部是脊柱的中心，如果有驼背，头部将过度前伸，位于躯干前方。这种坐姿将导致肩膀、头部和颈部肌肉痉挛。理想情况下，头部应位于肩膀正上方。

经常训练良好的坐姿：良好的姿势是一种习惯，应勤于练习，以便养成正确的坐姿。

几种特殊的坐姿要求

1. 笔直坐立

躯干与头部在一条垂直线上，大腿水平，与小腿垂直，脚部与肩同宽，平放在地面上（图6-3-1）。

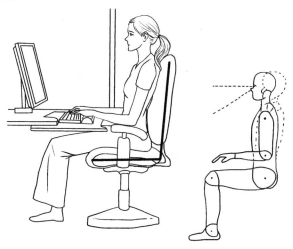

图6-3-1 笔直坐立的姿势

2. 下滑坐姿

大腿下降，臀部肌肉高于膝关节，大腿与躯干角度大于90度。躯干垂直或者轻微下降，小腿是垂直的（图6-3-2）。

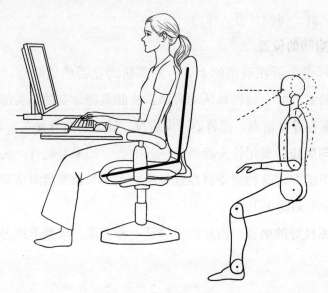

图6-3-2 下滑的坐姿

3. 半仰卧坐姿

躯干与颈部是直立的，躯干与大腿有105～120度角度（图6-3-3）。

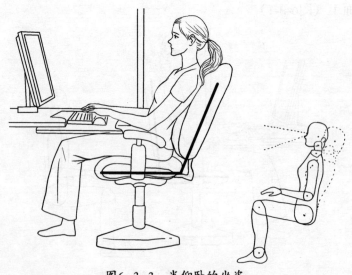

图6-3-3 半仰卧的坐姿

4.桌椅的要求（图6-3-4）

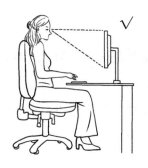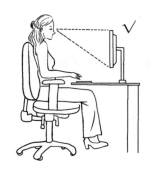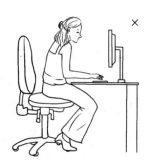

图6-3-4　正确坐姿对桌椅的要求

　　扶手：适合的扶手应该位于上臂和前臂重心点下方。一个适宜的扶手能够减轻肩胛带的下坠。肩胛带通过韧带和肌肉附着于脊柱上，是一个松弛的结构，两上肢的重量占身体重量的10%。没有扶手时，肩胛带下坠，肩关节向前，易形成圆肩，影响肺活量。肩胛骨肌肉长期处于功能失衡状态，会诱发肩周炎和颈椎病发生。

　　靠背：适合的靠背需要对骨盆上缘和腰椎提供牢固的支撑力量。靠背不应太高。靠背主要作用是防止腰椎后突，如果靠背太高，将向前推动肩胛带，失去了对于腰椎的支撑作用。

　　座位：在坐位时，躯干的重量完全由骨盆、坐骨结节承担。良好的坐位平面与靠背之间的最佳成角在90～100度之间。

　　椅子和桌子的高度：适合的椅子高度应保证在坐位时双脚能够平稳放在地面，双侧小腿与大腿垂直；椅子太低，小腿与大腿不成直角，膝关节张力增大；椅子太高，小腿悬垂，压迫大腿。

　　桌子高度以身体能够直立为主，桌面呈12度的倾斜角度，便于阅读，同时可防止桌子上的物品跌落。

第四节 正确的站姿

直立是人类的标志特征之一，人类的许多活动需要在站立姿势下完成。在站立姿势下，从颈部到脚部的肌肉处于持续活动状态中，维持人体稳定和平衡，避免跌到。因此，站姿对于全身的骨骼、肌肉和关节的健康有很大的影响。《黄帝内经》中早已经总结出"久立伤骨"的道理。

认识站姿

在静止站立时，人体的重量作用在竖直向下、贯穿人体的中心线上。这条线会垂直落在腿部的支点上，若两腿平均受力，则落在两脚之间。如果两腿受力不均或身体有水平轴、冠状轴或矢状轴的偏离，重力线就会偏移；如单腿支撑时，重心穿过受力的脚部。

正确的站立姿势，最重要的就是要维持人体稳定与平衡，保持身体重心点稳定。在站立姿势下，通常人体重心在第二、三腰椎椎体前缘位置，身体重量通过躯干、骨盆、髋关节、膝关节、踝关节与下肢骨传递到足部，分布在距骨和舟骨上，最终分散到前足和后足。

因此，最主要的站姿影响因素是全身的肌肉、骨骼、骨盆位置、足部的结构及所穿的鞋子。良好的站姿需要这些系统和结构处于最佳的功能状态。

在本书前面几章里，我们已经详细介绍了各种常见的姿势异常。在站立位姿势异常中，主要的类型可以归结为伊氏姿势异常1、2、3型。表现为远端交叉综合征：背伸肌、屈髋肌的短缩，腹肌和臀肌力量减弱，造成骨盆倾斜、脊柱过度前凸，髋关节在行走中伸展不够；近端综合征：颈部深屈肌和肩胛骨固定肌肉力量减弱，头部前伸、肩胛骨上提、颈椎上部过度伸展。

站立的人体结构基础

直立时，我们的身体要对抗地球引力保持身体平衡，否则就会倒下。保持平衡需要身体的左右、前后受力均匀，此时人体重心处于第三骶椎上缘前方，身体的胸腹侧和背侧各组肌肉相互拮抗，从而保持着抬头、挺胸、收腹和两腿伸直的姿态。这时人体处在平衡状态，各组肌肉最放松，仅需要对身体的轻微晃动作出相应微调即可对抗地球的引力。应该说，健康的站姿是按人体最初的"设计"，用最省力的方式对抗重力的姿势。

正常直立时，头部的重量由颈、胸椎支撑，躯干重量由髋关节、大腿和小腿传至双足。如果从侧面看，头部位于颈部正上方，颈、胸、腰、骶椎组成的脊柱呈现标准的S形曲线，并向下连接双腿和双脚，身体的重量正好处在人体的纵轴上面，平稳、和谐。

当然，我们也可以转动或者倾斜身体，照样能够直立。但是，如果身体前倾，则身体"后面"的肌肉，如颈后、肩背、腰部及大腿后侧肌肉就会收紧，将身体向直立的方向拉扯；向左倾斜身体，右侧的肌肉就会紧张收缩，把身体向右拉扯。如果这些不平衡的、有偏倚的姿势形成习惯，人体的重心持续偏向一侧，很容易产生腰痛、腿部肌肉疼痛甚至便秘等疾病，并形成驼背、内脏下垂等严重的问题。

健康的站姿

从前面看，双脚与肩同宽、双脚指向前方；身体在矢状轴上双侧对称，身体左右两侧镜像对称；在水平轴上，双侧肩关节、髋关节、膝关节、踝关节在一个水平面上；在冠状轴上，身体前后两个平面张力平衡，身体没有旋转（图6-4-1）。

从侧面看，脚伸向前方，在外踝前方引一条重力线，肩关节、髋关节、膝关节在重力线上；头部位于肩关节正上方，肩耳线与重力线重合。

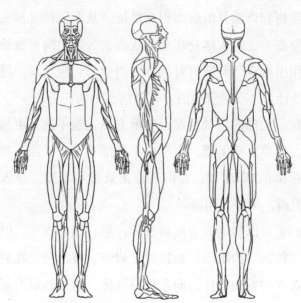

图6-4-1　正面、侧面、背面的直立姿势

恢复正确站姿的动作练习

由于重力的作用，人体在站立时，身体倾向于跌到，对抗重力的伸肌群在"不倒下"的过程中起到了主要的作用，因此，应加强伸肌群的训练。

1. 摩天式

吸气，延展脊柱，双脚与肩同宽，呼气，双手十指交叉，缓慢向头顶延展，眼睛目视双手，保持1分钟（图6-4-2）。

作用：锻炼脊柱伸肌肌群，重建肩膀在髋关节及负重关节的位置。

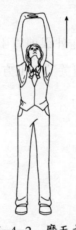

图6-4-2　摩天式

2. 靠墙式

找一墙面，双脚打开，与肩同宽，身体靠于墙壁，后脑、双肩、臀部、双腿及脚跟靠墙，吸气，延展脊柱，呼气，收缩全身肌肉，再次吸气放松（图6-4-3）。重复动作，保持2分钟。

作用：促进所有负重关节的正常解剖位置排列。

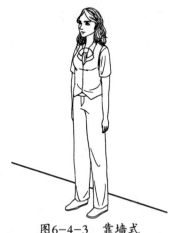

图6-4-3　靠墙式

站立时的姿势可以代表人的精神状态和健康程度。挺拔、优美的身姿还可以给人积极向上的印象。所以，从健康和生活态度两个方面，我们都应该给以足够的重视。事实上，任何年龄和性别的人，通过一段时间的站姿动作练习，都可以改进不良姿势、消除由此引起的各种不适，同时获得健康的身形。

第五节　正确的睡姿

人生大约有1/3的时间是在床上度过的，睡眠或者仰卧能够使人放松，但睡姿不良同样可以影响健康。睡眠良好姿势的判断标准就是有助于腰椎正常的生理曲线，同时保证头部和脊柱的直线排列，加强后背部肌肉力量。正确的睡姿需要睡眠中身体的结构符合人体工程学原理，同时要求床和枕头能够为身体提供很好的支撑。

认识睡姿

睡觉或卧床是全身特别是脊柱放松的有效方式，因为身体与床充分地接触，减少了身体直立时对抗重力的负担。人体卧位时脊椎不再需要承受压力，肩颈、胸背、腰腹等拮抗肌肉群可以得到充分的放松。所以，选择正确的睡姿和卧具，可以达到缓解肌肉紧张、彻底放松休息的目的。

但是，如果睡姿不佳，在卧位仍使脊椎和肌肉紧缩，或者使局部韧带过度拉伸，会导致落枕、加重腰背疼痛等后果。

睡姿要求

睡眠是身体自我修复的重要环节，可降低身体代谢要求，修复身体受损的组织和细胞、恢复人体健康机能，缓解疲劳。

1. 头部位置

头部位置影响整个身体的姿势，增加脊柱和后背部肌肉的紧张。枕头应放在头部和颈部下方。枕头有一定的硬度，能够支撑住头部的重量，保证头部和脊柱在一条直线上。枕头过硬或者过软导致后背部疼痛和不良姿势。

2. 后背和膝关节位置

在睡眠中后背部呈"C"型将导致腰椎韧带拉伸和后背部肌肉力量减弱。所以睡眠时要保证后背不过度向后弓。侧卧时，避免膝盖位置在胸部上方，可以在两者间放一个枕头，防止这种情况。

3. 腰部支撑

人们很难在睡眠中保持一个固定位置。在腰部垫小圆枕能够确保睡眠中的良好位置，整夜保持健康的脊柱姿势。

4. 保持身体生理曲线

柔软的床垫不能有效支撑身体，保持良好睡姿需要选择合适硬度的床垫。

睡眠姿势的选择

很多人采用不同的睡眠姿势，有些人仰卧、有些人侧卧、有些人俯卧，究竟何种姿势是最好的睡眠姿势呢？

1. 最好的睡眠姿势：仰卧睡眠

仰卧位睡眠时，最好在膝关节下方放一个小的薄枕头，减少脊柱张力，使其维持生理弯曲。

优点：仰卧睡眠很容易保持头部、颈部和脊柱在一条直线上，防止颈部和背部疼痛。同时能够减少胃酸反流，且脸部不再受压，不易出现皱纹。

缺点：打鼾。

2. 其次好的睡眠姿势：侧卧睡眠

在侧卧时，最好在两膝间放一个枕头，防止腿部过度拉伸脊柱。

优点：减少打鼾，延长脊柱，防止颈部和背部疼痛，减少胃酸的反流。

缺点：脸部受压，容易出现皱纹；女性侧卧容易压迫乳房。

3. 不理想的睡眠姿势：胎儿样睡眠

优点：睡眠时膝盖抬高到胸部，适合于孕期、打鼾人群。

缺点：限制呼吸，能偶尔减轻颈部和背部疼痛，但能够导致面部皱纹和乳房下坠。

4. 最糟糕的睡眠姿势：俯卧位睡眠

优点：减轻和缓解打鼾。

缺点：脊柱很难保持生理弯曲，容易导致颈部和背部疼痛、麻木；乳房受压和容易出现皱纹。

床的要求

一个良好的床应具备：与人体曲线相适应、床面平整而不弯曲、弹簧性能良好、透气性好、压力分散均匀、冷暖适中。

枕头要求

选择正确的枕头不仅取决于头部和颈部的位置，而且与睡眠姿势息息相关。枕头应能够承托头部，保持颈部在正常的位置，同时颈部舒适，肌肉放松。枕头不能太高，否则后背部、颈部和肩膀肌肉将受到牵拉。枕头选择的标准是有适宜的硬度，保持颈部与胸部、后背部直线排列。枕头太硬、太高容易导致颈部软组织劳损、形成慢性颈肩部疼痛或习惯性落枕。枕头太软、太低，则对颈部的支撑不够，日久则颈椎向下变形造成疲劳。枕头弹性过强，则增加人体卧位时的反弹力，使皮下神经和血管长期处于受压状态（图6-5-1）。

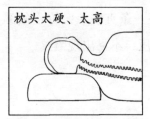

枕头太硬、太高

日久会导致头部软组织劳损，形成慢性肩头痛或习惯性落枕。

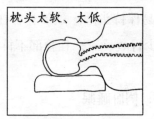

枕头太软、太低

承托不足，颈椎向下造成变形，使颈肌容易疲劳。

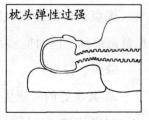

枕头弹性过强

增加人体躺睡时的反冲力，使皮下神经及血管受压，令肌肉麻痹。

图6-5-1 不正确的枕头

理想的枕头需要在人体卧位时保持颈椎一定前凸的生理弯曲，无论是仰卧还是侧卧时都能贴合人体颈部的生理弯曲，使颈肩部肌肉、韧带处于放松状态，为颈椎提供有效承托（图6-5-2）。

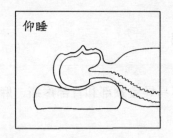

仰睡

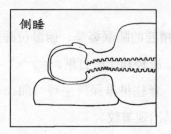

侧睡

图6-5-2 理想的枕头

编后语

作为一名从业二十余年的编辑，经我手编辑并出版的图书品种已经超过了三位数。从踏入编辑行列的那一天起，我就被告知图书编辑是一个对书稿要"鸡蛋里面挑骨头"角色。作为书稿的第一读者和审视者，编辑需要客观、公正、精益求精。尽管编辑过的书稿众多，其中不乏精品，出版的图书也多次获得过国家级、部委级奖励。但是，能把自己融入书中情境、不自觉地按照书中内容指导自己的坐、立、行走，并迫不急待地告诉亲朋"要这样，不要那样"的书稿，刘医生的这本书肯定是第一个做到的！

这部以姿势诊断和矫正为主线的书稿，之所以有如此的吸引力，原因可能有两个：作为一位医学博士、神经外科专家，其医学专业水平无需怀疑。同时，作为经验丰富的临床医生，作者对各类疾病的了解和临床治疗手段的应用，也具有相当高的水准。但真正吸引我的，却是3A姿势疗法的独树一帜的姿势诊断与矫正方式。

3A姿势疗法以人体解剖学、人体工程学和临床医学为理论依据，将人体的各种姿势与肌肉、神经、骨骼、血管、关节等相关结构与功能有机结合起来。以这种理论指导的各种治疗方法直接针对引起常见病痛的原因，以姿势矫正、动作训练和中医的阿是穴按摩结合，体现了整体医疗、无创和患者的参与。从实际效果看，3A姿势治疗安全、有效、对患者无创伤，且疗效显著，病人在接受3A治疗时不存在心理障碍。用作者的话说，这是一种"在动手术之前，不妨先尝试一下"的方法。

姿势与我们每个人都紧密相关，现代人越来越多的不适被作者一语中的。应该说，审稿的过程一次次地被"惊呆"，至审稿结束的时候，编辑部的同事间提到作者、提到书稿，两手会不自觉地平伸，俨然书稿中的"水平环绕式"；在电脑前工作久了，便自然而然地站起来做上一两个书中动作；回到家里，会忍不住对家人的坐姿提出意见。

应该说，3A姿势疗法是为每一个人而设计的。《要小心！你的坏姿势》

这本书也将为众多的爱好健康、关心健康的读者提供一种有效的远离疼痛的指导。

本书特约编辑 资深图书编辑 刘建民